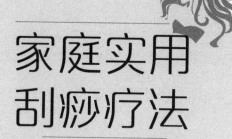

家庭实用
刮痧疗法

向阳 向云飞 编著

U0297468

中国医药科技出版社

内 容 提 要

　　刮痧是中医美容的重要组成部分，历史悠久，既可以治疗损美性疾病，也可以保健美容。本书介绍了刮痧的基础知识，包括女子的体质、损美疾病的病因、刮痧的常用工具、刮痧的手法和程序、刮痧与经络、刮痧的原理与出痧，刮痧的痧象与注意事项以及女性常见疾病的刮痧治疗方法。书中内容丰富、翔实，方法简单、实用，非常适合作为中医美容专业的学生参考用书，及中医美容院、养生会所的美容师、养生师学习使用，也适合广大美容爱好者及爱美人士学习参考。

图书在版编目（CIP）数据

　　家庭实用刮痧疗法 / 向阳，向云飞编著 . —北京：中国医药科技出版社，2017.10

　　ISBN 978-7-5067-9413-8

　　Ⅰ . ①家… Ⅱ . ①向… ②向… Ⅲ . ①刮搓疗法 Ⅳ . ① R244.4

　　中国版本图书馆 CIP 数据核字（2017）第 167886 号

美术编辑　陈君杞
版式设计　锋尚设计

出版　**中国医药科技出版社**
地址　北京市海淀区文慧园北路甲 22 号
邮编　100082
电话　发行：010-62227427　邮购：010-62236938
网址　www.cmstp.com
规格　710×1000mm　¹/₁₆
印张　11
字数　210 千字
版次　2017 年 10 月第 1 版
印次　2017 年 10 月第 1 次印刷
印刷　三河市双峰印刷装订有限公司
经销　全国各地新华书店
书号　ISBN 978-7-5067-9413-8
定价　29.80 元

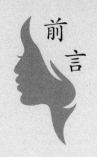

前言

爱美，是女性终生不渝、不断追求的目标。美，是女人心目中的春天，它爽朗、轻盈、愉悦、健康，给人以精、气、神和惬意的享受。美容，则是把健康和美颜带给了女性，这亦是女性所企盼一生的。

刮痧是中医美容的重要组成部分，其历史悠久，是世界卫生组织所倡导的"自然疗法"和"绿色疗法"。它不仅可以用来治疗损美性疾病，而且还可以保健美容，特别是对爱美的女性，能帮助她们挽留住春天般的美丽。

刮痧美容包括古法刮痧和面部刮痧。其中，面部刮痧是由笔者和莫立屏老师在 1993 年共同研究的。本法是以中医理论为指导，将刮痧和按摩手法相结合，并改进长方形刮痧板为鱼形水牛角刮痧板，运用到面部的刮痧法。其重在消除面部皱纹和色斑，美化和养护容颜。并在 1998 年日本召开的国际传统医学美容大会上一经亮相，立即引来了国内外专业美容人士的一致好评。随之在国内诸多的美容院亦掀起了面部刮痧的热潮，并且还蜚声至东南亚、北美洲和欧洲。现在，面部刮痧已成为国内美容院的美容师必须掌握的基本技能之一。

全书主要介绍了女子的体质、损美疾病的病因、刮痧的常用工具、刮痧的手法和程序、刮痧与经络、刮痧的原理与出痧、刮痧的痧象与注意事项以及岁月无痕增女人颜值 16 方、消除瑕疵还靓丽肌肤 19 病方、内外兼修美由内而生的 10 种妇科病、远离疾患做健康美女 30 种病患。

本书内容丰富、翔实，方法简单、实用，非常适合作为中医美容专业的学生及中医美容院、养生会所的美容师、养生师学习使用，也非常适合广大美容爱好者及爱美人士学习参考。

编者
2017 年 8 月

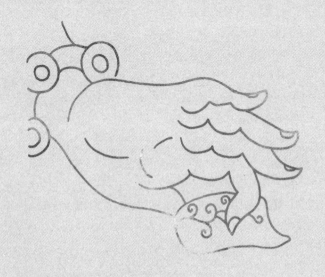

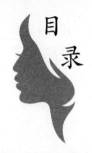

目录

刮痧的基础知识

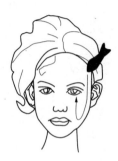

Chapter

4

刮痧技艺
手法与程序

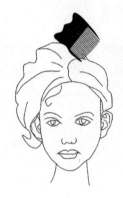

Chapter

5

循规刮痧
彰经络魅力

Chapter

7

痧象与
注意事项

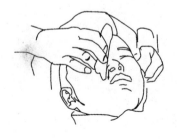

Chapter

6

揭示原理
出痧有原则

留住"春天"刮出青春活力

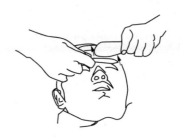

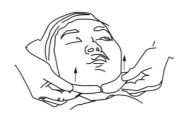

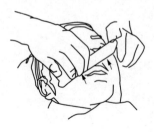

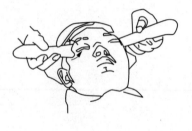

刮痧的基础知识

人们常说:"女人如花"。其实春天里的花才是最鲜艳、最妖艳的。但是,时光的流逝却让花的美艳受到了摧残。如何能留住"春天",让女人保持丽质?为此人们绞尽了脑汁。

刮痧,是我国传统疗法之一,是人们身体健康的保障。随着社会的进步和繁荣,刮痧这一古法也在与时俱进,不仅有经络刮痧、全息刮痧等新的元素不断涌现,而且不囿于治病,还有防病、养生和美容的作用。尤其是面部刮痧的出现,立即受到了美容业界和爱美人士的欢迎。通过古法刮痧和面部刮痧的完美结合,在带给女士们享受惬意的同时,美丽和健康也结伴而至,为女人留住"春天"。

了解自己
做健康女人

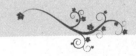

　　人是一个有机的整体，人的体质多由遗传因素所决定，但也并不是一成不变的，它也会随着后天的环境、饮食、生活习惯、精神状态等因素而发生变化。当自己一旦了解了自己的体质类型，就可以选用适合的方法，进行适当地改善和调整。刮痧，这一具有"简、便、效、廉"的方法，自然成为人们调理身体之首选。

正常体质

外表形态	体形匀称，身体健康，体力强壮。
常见表现	面色红润，皮肤细腻、光滑，富有弹性；头发稠密、柔软、润泽；目光明亮有神；鼻色明润，嗅觉灵敏；唇色明润、丰满；牙齿洁白坚固；口中无异味；不怕气候变化，不容易疲劳，精力充沛；胃口好，大小便正常。舌淡红，苔薄白，脉和而有神。
发病倾向	身体健康，平日很少患病。
对外界环境适应力	适应力比较强。
刮痧配方（增强免疫）	中脘：脐中上4寸。 气海：脐中下1.5寸。 肺俞：第3胸椎棘突下，旁开1.5寸。 肾俞：第2腰椎棘突下，旁开1.5寸。

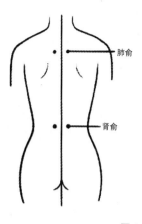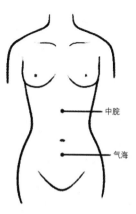

图1 正常体质刮痧取穴法

气虚体质

外表形态	面色黄中发白，多数肌肉松弛，易生赘肉。
常见表现	面色黄中发白，神疲乏力，少气懒言，语言低微；头晕目眩，手足易麻；心慌健忘，易出汗；大便多不成形，常有排不尽感，小便多清长；月经量少，常有子宫下垂或脱肛；舌淡红，舌体多胖大，有齿痕，脉虚缓。
心理特点	性格多内向，办事多犹豫，胆小，不喜欢冒险。
发病倾向	易患感冒、内脏下垂等病症。
对外界环境适应力	易感受风、寒、暑邪等。
刮痧配方	中脘：脐中上4寸。 气海：脐中下1.5寸。 百会：后发际正中直上7寸。 脾俞：第11胸椎棘突下，旁开1.5寸。 肺俞：第3胸椎棘突下，旁开1.5寸。 足三里：犊鼻穴下3寸，胫骨前嵴外1横指处。

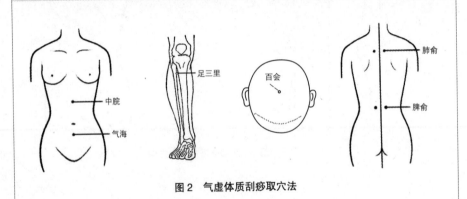

图2 气虚体质刮痧取穴法

阳虚体质

外表形态	体形虚胖，皮肤较白，肌肉不坚实。
常见表现	精神不振，情绪不高，倦卧嗜睡；睡觉喜倦卧；畏寒肢冷，严重者，夏日亦手足发凉；喜热饮、热食；头发易脱落，易出汗；口淡不渴，小便清长，大便多稀；月经多延期，易痛经；舌质淡，舌体多胖大，脉沉迟微弱。
心理特点	性情多沉稳、内向。
发病倾向	多易生寒证、痰饮、腹泻、硬皮症、红斑狼疮等。
对外界环境适应力	惧寒湿，喜温热。
刮痧配方	关元：脐中下3寸。 气海：脐中下1.5寸。 大椎：第7颈椎棘突下。 身柱：第3胸椎棘突下。 命门：第2腰椎棘突下。 肾俞：第2腰椎棘突下，旁开1.5寸。

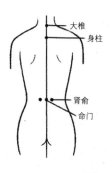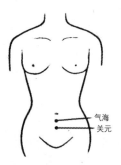

图3　阳虚体质刮痧取穴法

阴虚体质

外表形态	体形多消瘦。
常见表现	头晕眼花，耳聋耳鸣；五心烦热，潮热盗汗；易失眠；偶有面颧潮红，眼鼻发干，皮肤干燥，易生皱纹，口燥咽干，口渴多饮，喜冷饮；大便干结，尿少色黄；舌红少苔。
心理特点	性急、活泼、好动。
发病倾向	易患阴虚内热的病症，如黄褐斑等。
对外界环境适应力	耐冷不耐热。
刮痧配方	中脘：脐中上4寸。 气海：脐中下1.5寸。 肺俞：第3胸椎棘突下，旁开1.5寸。 膏肓：第4胸椎棘突下，旁开3寸。 肝俞：第9胸椎棘突下，旁开1.5寸。 肾俞：第2腰椎棘突下，旁开1.5寸。 足三里：犊鼻穴下3寸，胫骨前嵴外1横指处。

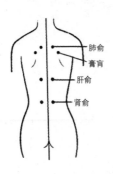
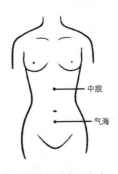
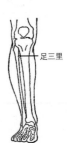

图4　阴虚体质刮痧取穴法

痰湿体质

外表形态	肤色多白，形体肥胖，赘肉松弛。
常见表现	面部易出油、出汗，汗多黏腻；眩晕，身体困重，口干不欲饮；胸闷，咳嗽痰多，痰白质稠；食欲不振，恶心、呕吐，口甜、口黏，喜吃甜食或肥厚食物；带下多，大便不成形；舌体胖大，苔白腻，脉濡。
心理特点	性格温和、稳重、善思。
发病倾向	易患糖尿病、中风等病症。
对外界环境适应力	居住地不可过于潮湿。
刮痧配方	中脘：脐中上4寸。 气海：脐中下1.5寸。 肺俞：第3胸椎棘突下，旁开1.5寸。 脾俞：第11胸椎棘突下，旁开1.5寸。 肾俞：第2腰椎棘突下，旁开1.5寸。 膀胱俞：第2骶椎棘突下，旁开1.5寸。 足三里：犊鼻穴下3寸，胫骨前嵴外1横指处。

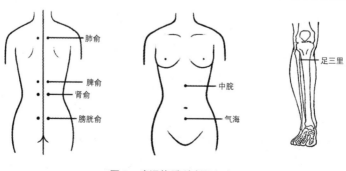

图5 痰湿体质刮痧取穴法

湿热体质

外表形态　肤色较暗，皮肤较厚，身体偏胖或瘦。

常见表现　面色偏红、偏暗，油光满面，易长痤疮，毛孔粗大；身体沉重，易疲倦，体味较重；心绪烦乱，注意力不易集中；口干口苦，大便硬结，小便短赤，白带较多或有外阴瘙痒；舌红，苔黄腻，脉滑数。

心理特点　性格急躁、易怒。

发病倾向　易长痤疮、疔疮、湿疹、丹毒、带状疱疹等。

对外界环境适应力　难适应湿热环境。

刮痧配方　中脘：脐中上4寸。

天枢：脐旁2寸。

气海：脐中下1.5寸。

大椎：第7颈椎棘突下。

脾俞：第十一胸椎棘突下，旁开1.5寸。

足三里：犊鼻穴下3寸，胫骨前嵴外1横指处。

合谷：在手背，第1、2掌骨之间，当第2掌骨桡侧中点处。

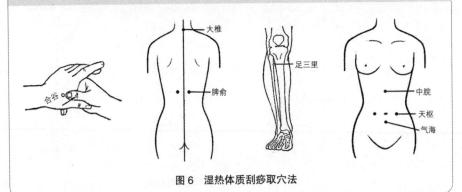

图6　湿热体质刮痧取穴法

瘀血体质

外表形态	面色晦暗、唇甲青紫，身体较瘦。
常见表现	肤色较暗，或有色素沉着；唇色发黑；身体局部刺痛，位置固定，皮下有紫癜，或有坚硬肿块，眼眶暗黑；皮肤干燥，头发易脱落；可伴有痛经、闭经，经血色泽多紫黑，有血块排出。月经多延期，经量少，甚至闭经。舌上有紫色瘀斑，舌下静脉曲张，脉弦或涩。
心理特点	易烦躁不安、健忘。
发病倾向	易患出血症、酒渣鼻、硬皮病、脉管炎、结节性红斑等。
对外界环境适应力	怕风寒。
刮痧配方	大椎：第7颈椎棘突下。 膈俞：第7胸椎棘突下，旁开1.5寸。 肝俞：第9胸椎棘突下，旁开1.5寸。 脾俞：第11胸椎棘突下，旁开1.5寸。 中脘：脐中上4寸。 气海：脐中下1.5寸。

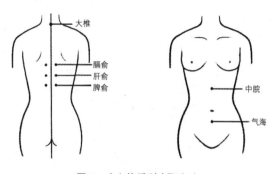

图7　瘀血体质刮痧取穴法

气郁体质

形体特点	瘦者较多。
常见表现	皮肤色暗，头晕头痛，胸闷太息，急躁易怒，或心情抑郁，情绪不宁，心悸胆怯；口苦咽干，善悲多疑，咽中如有物梗；两胁胀满，腹胀不适；女子乳房胀痛，经少或闭经，睡眠较差，食欲不佳，健忘，大便秘结。舌红，苔薄白，脉弦。
心理特点	性格内向，抑郁多疑，敏感忧郁。
发病倾向	易患抑郁、不寐、黄褐斑等。
对外界环境适应力	对阴雨天、低气压不适应，对精神刺激适应力差。
刮痧配方	膻中：前正中线上，平第4肋间隙。 期门：乳头直下，第6肋间隙，前正中线旁开4寸。 肝俞：第9胸椎棘突下，旁开1.5寸。 胆俞：第10胸椎棘突下，旁开1.5寸。 膈俞：第7胸椎棘突下，旁开1.5寸。 太冲：在足背，第1、2趾间缝纹端。

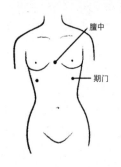
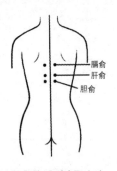
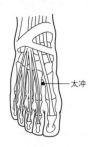

图8 气郁体质刮痧取穴法

Chapter 2

探寻病因
消损美隐患

　　春天是和谐明媚、朝气蓬勃、积极向上的。但也会出现不和谐，使花过早凋谢。

　　中医学认为，人体是一个统一的有机整体，各脏腑组织之间，人体与外界环境之间，始终保持着既对立又统一，处在相对平衡的状态。但是，一旦由于某种原因，机体的平衡受到了破坏，疾病即由此产生，亦必然会反映到体表，从而影响女子的体态及容颜。此亦即中医所言："必先受之于内，然后发于外。"

六淫外侵伤肌肤

六淫，是指自然界中的风、寒、暑、湿、燥、火，亦即六气。在正常的情况下，此六气对人体是无害的。但当六气太过或不及时，就被称为六淫，如此时女子正气不足，即会产生疾病。此正如中医所言："邪之所凑，其气必虚。"

在六淫之中，风邪占有主要位置，即所谓"风为六淫之首"，《素问·风论》说："风者，百病之长也。"风邪外袭，有隙必乘，极易入侵人之皮毛腠理之间，对人体造成伤害，以致产生损美性疾病。《医方类聚》说："头面者，诸阳之会，血气既衰，则风邪易伤，故头病则生恶疮，或生秃疮，面上则有黯黯、疮痣、粉刺、酒渣之属。"《普济方》亦说："夫风邪入于经络，血气凝滞，肌肉弗泽，发为疣目。"故我们常见的损美性疾病多与风邪有关，如荨麻疹、血管神经性水肿、过敏性皮炎、多形性红斑、白屑风、脂溢性皮炎、银屑病、手癣等。

湿邪亦为引发损美性疾病的重要原因之一，《内经》曰："地之湿气盛，则害皮肉筋脉。"又曰："汗出见湿，乃生痤疿。"湿邪为病多与居住、劳作之地潮湿有关。湿为阴邪，其性黏滞，病多缠绵，如泛发性湿疹、旋耳疮、羊须疮等。

火性炎上，《内经》曰："诸逆冲上，皆属于火。"火与热为同类，只是程度不同而已。火邪致病多在人的头面部，如颜面丹毒、过敏性皮炎、疔疮等。

六淫致病，亦往往不是单一的，而是相互结合在一起合而对人体造成伤害。如风湿蕴于肌肤可形成湿疮；风热相搏，郁于面部，可成雀斑；风、寒、湿聚于头部，可引起脱发等病症。

尤其是当前，人们过分追求现代化的生活而抛掉了原生态。如在夏天，人们格外钟情于空调，不仅在工作单位要开，在家里也须臾不可离开，甚至晚上睡觉都要将温度调低而蜷缩在棉被里；一些年轻女子为了追求时尚，而喜穿露背装、露脐装等，殊不知，此装束正适风、寒、湿之邪侵袭卫表，使经络筋脉阻塞，气血失常而引发各种美容缺陷和损美性疾病。此亦正如《素问·调经论》所说："血气不和，百病乃变化而生。"

七情内伤损容颜

七情，是指喜、怒、忧、思、悲、恐、惊，即人的七种情志变化。是人对客观事物的不同反应，在正常情况下，一般不会令人致病。但是，如果人受到突然、强烈或长久的情志刺激，超过了人体正常的生理范围，则会使人的脏腑功能气血失调，气机紊乱而发生疾病，通过经络传至体表，进而发生损美性疾病或美容缺陷。

《内经》说："惊恐思虑太过则伤心神，忧愁思虑太过则伤脾意，悲哀太过则伤肝魂，喜乐太过则伤肺魄。"在临床实践中，由于七情而致的损美性疾病屡见不鲜。如思虑太过，心绪烦扰，七情内伤，内生心火，心火亢盛，伏于营血，血热生风，风盛则燥，久则造成皮损肥厚，纹理粗重而发为神经性皮炎；若长期气郁不舒，烦躁易怒，则肝失疏泄，肝气横逆，肝虚血燥，而爪甲失养，造成指甲营养不良等症；当人劳神、思虑过度，就会损伤心脾，以致出现心脾气血两虚，而表现为面容憔悴，面生皱纹，面色萎黄或苍白；在七情之中，忧和悲都伤肺，过度的悲忧会损伤肺气，肺气与卫外固表有关，肺气不足，则卫外不固，腠理不密，外风易袭，营卫失和，易引发风疹、瘖癗等；"恐伤肾"，由于惊恐思虑会使气机逆乱，气血失调，不能上荣于发，令发失所养，而出现斑秃等。

现在的年轻女性，由于处于快节奏的工作中，时刻不敢松懈，不但工作精益求精，而且还要协调和处理好人际关系，倍感压力很大。同时她们还要照顾家人，家庭负担亦很重。各种各样的压力，会使她们身心疲惫，再加上不良的情绪也会影响她们的身体健康，从而出现早衰。女子们脸上出现黄褐斑、粉刺、黑眼圈以及白癜风等，都与精神刺激和情绪有关。

饮食不节生疮疹

饮食是人体摄取食物，转变为营养物质，维持人体生命活动的基本条件。但如果饮食不节，常可生疮疹，导致损美性疾病的发生。三国时期嵇康在《养生论》中说："饮食不节，以生百病。"中医历来主张"饮食有节"。有节，就是有节制，不可过量，否则损伤脾胃；同时又不可偏食，否则就会营养不全面，引发脏腑功能失调。

中医学认为，脾胃为气血生化之源，后天之本。《医宗必读》说："一有此身，必资谷气，谷入于胃，洒陈于六腑而气至，和调于五脏而血生，而人资之以为生者也，故曰后天之本在脾。"脾为湿土，喜燥恶湿，易于生湿。若饮食不当，过饮茶酒而生茶湿、酒湿，又过食生冷水果，可损伤脾阳，令水湿不运，使湿邪内生，脾主肌肉，则易生湿疮，或手背湿疹，或小腿湿疹、耳廓湿疹、泛发性湿疹等。

在饮食当中，如有偏嗜，或喜过寒过热，或五味有偏，都可导致阴阳失调，而产生损美性疾病。如嗜食辛辣、煎炸、油腻食物可产生湿热，而易生酒渣鼻、粉刺或脂溢性皮炎、羊须疮、口臭、泛发性湿疹等。如嗜食甜腻之品，甘易伤湿，可令水湿内停，而致虚胖症。《素问·五脏生成篇》曰："多食咸，则脉凝泣而变色；多食苦，则皮槁而毛拔；多食辛，则筋急而爪枯；多食酸则肉胝皱而唇揭；多食甘，则骨痛而发落。"

现在的年轻女性，血气方刚，大多忙于工作。在工作之余，往往三五成群，多喜小聚，或喜吃麻辣烫、煎炸烧烤。这在无形之中，可让其体内产生血热，一些损美性疾病也会随之相继出现。如常见的痤疮、酒渣鼻、丘疹性湿疹，过敏性紫癜、斑秃或少年白发等。一些白领女性，平日坐办公室的时间较多。中医学认为："动则生阳，静则生阴。"这些人本就阳气不足，而又嗜饮冰饮料、冰水，而大损阳气，以致出现四肢逆冷，甚至硬皮症等。

劳逸失度气血衰

正常的劳动，有益于体内气血流通，身体健康。必要的休息，可以消除疲劳，帮助人体恢复体力和脑力。但如长时间的过度劳作，或过度安逸，都可使人致病。

过劳，包括劳力过度、劳神过度和房劳过度。劳力过度是指长时间地过度用力，则易伤气。《素问·举痛论》说："劳则气耗。"故过劳者多皮肤粗糙，人体消瘦。劳神，则是指思虑太过，劳伤心脾。明代医家龚居中在《红炉点雪》一书中写道："颜色憔悴，良由心思过度。"故劳神者多面色无华，失眠健忘，易脱发，发生神经性皮炎、斑秃等症。房劳过度，则是指房事不节，纵欲无度，耗伤肾精。徐春甫曰："唯夫纵欲多淫，若不自觉，精血内耗。"在临床中，多可出现面色晦暗、黑变病等病症。

过逸，则是指过度安逸，即长时间既不参加劳作，又不参加体育锻炼，好逸恶劳，整天浑浑噩噩，起居失常，以致气血不畅，脾胃虚弱，出现肢体软弱、浮肿、虚胖等症。

当下部分白领女性，由于工作压力过大，自己事业心又强，而过于"搏命"，处于劳逸失度状态，以致气血衰少。用目前的流行语说，就是"年轻时用命搏钱，到老时用钱买命。"这些人一般多处于亚健康状态，常表现为体乏无力，皮肤粗糙，面部有色素沉积，易脱发等。

其他病因可损美

金刃伤、跌仆损伤、水火烫伤、寒冷冻伤、虫兽咬伤等皆可损伤面容、皮肤、肌腠、筋骨等，以致引发损美性疾病。

金刃、跌仆等可引起五官、肌肤的破溃、瘀血、骨折、肿痛等。

水火烫伤、热油灼伤，轻可伤皮肤腠理，重可伤筋入腑。《外科启玄》曰："凡滚汤、沸油、热粥等物，人常遭其害，则令人皮溻肉烂成疮，非人血气所致也，重亦致死。"

冻疮，是因冻而生疮的皮肤疾病。主要表现为初起紫斑，久则变黑，腐烂作脓。多发于面颊、鼻尖、耳廓、手背、足跟、足趾。《洞天奥旨》曰："冻疮，犯寒风冷气而生者也。贫贱人多生于手足，富贵人多犯于耳面。先肿后痛，痛久则破而成疮，北地严寒犹多。此症更有冷极而得者，手足十指尚有堕落者。"

虫兽伤，包括蝎螫伤、恶虫咬伤，轻者局部焮红赤肿，灼热剧痛，甚至变黑坏死，重则伤及内脏。

日光中的紫外线，可令雀斑、黄褐斑加重，可诱发日光性皮炎、多形性日光疹。

口服或注射某些药物，对部分人群可引起过敏反应，如猩红热样药疹、固定性药疹、剥脱性皮炎、药物性皮炎、接触性皮炎等。另外，使用一些化妆品亦可引起过敏反应，如中毒性黑变病、粉刺、过敏性皮炎等。

现今社会，一些年轻的女性，尤其是20～30岁的女性，不注意关爱自己。据统计，每年做人流的女性约200万人。人流不仅对女性生理上造成伤害，而且会不可避免地带来一些损美疾病。

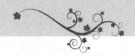

3

Chapter

简约工具
刮痧之利器

俗话说："工欲善其事，必先利其器。"在刮痧临床实践中，为了延缓衰老和恢复女性的健康美丽，则应根据刮拭的部位不同，选用不同式样的水牛角刮痧板，共4款5支，包括面部鱼形刮痧板2支，梳形刮痧板、三角形刮痧板、长方形刮痧板各1支。水牛角具有清热凉血、解毒定惊的作用，不仅在使用上得心应手，而且能增加临床作用。(图9)

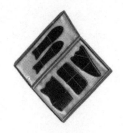

图9　刮痧工具

面部鱼形刮痧板

常用2支，供左右手配合使用。它是用亚热带水乡水牛角精制而成。其外形酷似金鱼，其中一支较厚重，另一支较薄小。厚重者为阳，薄小者为阴。其制作是源于太极图的启发，根据太极乃一元之气，太极图中的阴阳鱼，一为阴，一为阳；动生阳，静生阴；阴静生阳，阳动生阴的千变万化原理，感悟而成。（图10）

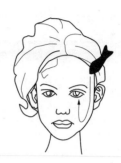

1. 使用：面部刮痧时受术者仰面卧床，施术者坐于其头前，面对受术者，双手持板娴熟操作，刮板一上一下恰似鱼儿追逐嬉戏，给受术者以美的享受。

图10　面部鱼形刮痧板

鱼尾部和鱼吻部专门作用于定位定点的点穴；鱼身和鱼背、鱼腹则多用于面部经络的刮拭，可采用摩、抚、揉、托等手法进行操作。

2. 功效：鱼形面部刮拭定位点穴能促进面部血运，促进面部手、足三阳经络的畅通和气血运行，把营养物质源源不断补充到面上，同时将面部生理代谢的产物通过经络排出，以"吐故纳新"。面部刮痧还具有醒神定惊、改善微循环的作用。因鱼形刮痧板是由水牛角制成，水牛角有凉血、清热、安神之作用，而心开窍于面，通过刮痧板在面部的作用，则阳经亢盛和血热得以纠正，使气血不偏不亢，运行更加畅通。摩、抚、揉、托等动作，可加快气血的运行，而达到"血行风自灭"的效果，进而可以镇静、凉血、祛风、抗过敏等。

3. 配用介质：专门制作的面部刮痧油。其是由圆柚精油、胡萝卜油、鳄梨油、维生素E及少量薰衣草香薰精油配制而成。其性质柔和，气味宜人，渗透性好，不腻不黏，与面部皮肤亲和性好，有利于皮肤呼吸和吸收，其内含的各种氨基酸、维生素、蛋白酶能迅速帮助皮肤排毒祛邪，既润滑，有利于刮拭、点按、摩抚，又能补充皮肤所需营养。

梳形水牛角刮痧板

外形一端似梳，另一端似菱角，是二合一的多功能刮痧板。（图11）

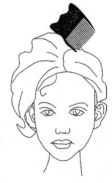

1. 使用：梳的一端可用于头部毛发及皮肤毛孔的疏通，操作时可在头顶先沿督脉由前向后梳30次，再由前向后梳理两侧膀胱经各30～50次。

菱形的一端可用于打通任脉和督脉，根据痧症需要，可用于

图11　梳形刮痧板

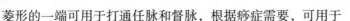

刮拭头部穴位与身体各局部。

2. 功效：刮拭头部和打通督脉，可活跃大脑皮层，兴奋记忆细胞，增强记忆及思维能力，帮助缓解不安与焦虑。同时也可刺激发根毛囊，促进毛囊根部毛细血管扩张，使头皮的营养供应得以改善，减少脱发、头皮屑，促进白发变黑，激发毛囊的再生能力，促进毛发再生，具有美发护发的极佳辅助功效。

3. 配用介质：采用首乌、黑芝麻、侧柏叶、旱莲草等中草药提取液。其具有养阴补肾、祛风止痒、清热抑脂、乌须黑发的作用，可预防头发枯黄、断裂开叉，抑制油脂分泌，刺激毛囊新生，减少掉发，促进毛发再生。

三角形水牛角刮痧板

外形呈等腰三角形，底边端线呈波纹状，波纹可容常人指骨通过，其余两边略带弧形，顶角现钝角形。（图12）

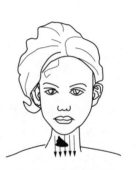

图12　三角形刮痧板

1. 使用：可用于手、足及颈项部的美容。

波纹状底边恰好可使手指、足趾关节通过，可用于疏理手、足指（趾），使其气血通畅，以养筋骨、利关节，使关节活动灵便自如，防止老化、僵硬。弧形边刚好能刮拭手掌及手背，通过刺激手部的经络，使之扩张，从而加快血液循环和新陈代谢，使老化的皮肤角质层迅速得以脱掉，保证手部皮肤的营养供给，防止或改善手掌和手背的皲裂和粗糙。

顶角用以点按四肢穴位，可用于急性病和慢性病。一般对于急性病，多强刺激，力度大，次数多；对于慢性病，则刺激量要弱，力度小，次数少。

斜边的另一作用是刮拭颈项部。颈项部常因皮肤松弛和脂肪堆积过多而产生"双下巴"或项部生"包"。而颈部刮拭可以疏通气血，恢复颈部松弛纤维弹性，从而消除"双下巴"，延缓衰老。并且，项部通过刮拭可加快脂代谢，促进脂肪分解，使项部皮肤得以恢复原貌。

2. 功效：手、足部关节通过刮拭可通利关节，疏通筋脉，气血条达，除痹消痰，使四肢关节活动自如、轻松灵活，增强了抗寒抵热、御风防晒的能力。

独特的排痧驱毒刮拭法，可以增强颈部皮肤的伸张弹力，活跃其网状纤维和弹力纤维。经常刮拭项部则可活血脉、除增生、减脂肪、利颈椎。此法不仅可以消除项后的脂肪，还可治疗颈椎病，保持颈部皮肤的弹性，防止松弛下垂。

3. 配用介质：刮拭手、足部位可根据痧症需要采用以桂枝、松节、海风藤、鸡血藤、丹参、红花等中草药成分为主的刮痧油或液，用以祛风散寒，活血化瘀，强身健步。

刮拭颈项部则需采用以抗衰老、活跃细胞、增强皮肤纤维组织、消脂除赘、活血通利为主的乳、膏介质，如含有维生素E、玻尿酸、胶原蛋白、维生素A以及中草药羌活、泽兰、丹参、红花等成分。

长方形水牛角刮痧板

长方形水牛角刮痧板的厚、宽、长之比为0.5：2：4，其薄厚适中，厚重感和质感极佳，使用起来得心应手。（图13）

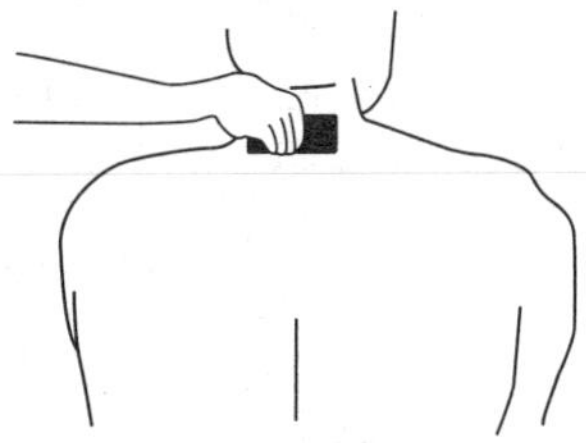

图 13　长方形刮痧板

1. 使用：长方形刮痧板使用范围最广，四面光滑圆钝，横刮、竖刮尽可发挥，作用于躯干、四肢及臀部等肌肉厚实部位，疏通经络、活血化瘀效果极佳。

2. 功效：通过肩背归元刮拭，可以促进全身气血流动，增强免疫能力。刮肩可祛风排毒，增强颈斜肌功能；拭背可活络祛湿，有助于增强人体对各种有害刺激的防御能力。

方形刮痧板可刮拭背部膀胱经及四肢，既可调节人体阴阳平衡，防止阴阳的偏盛偏衰或阴阳的不足，使得"阴平阳秘"，还可增强细胞的代谢能力，消除由于细胞代谢而产生的雀斑、妊娠斑和黄褐斑；调整内分泌系统，改善由于饮水过多、进食不多、缺少运动而产生的虚性肥胖；改善过敏体质，塑修腰型及形体，具有减肥和增胖的双向调节功效。

3. 配用介质：介质的选用多要配合治疗对象。一般多选用具有祛风散寒、舒筋活络的药用植物，如伸筋草、威灵仙、海风藤、鸡血藤等的提取物。如需减肥则需采用以大黄、丹参、荷叶等为主要成分的减肥油或纤体液、葵花精油、燃烧脂肪油等。

其他现代刮痧工具

随着现代社会的不断发展进步，刮痧工具也在与时俱进，除了刮痧一般多采用水牛角制成的刮痧工具，亦有采用砭石，甚至亦有采用玉石和水晶者，多种多样，丰富多彩。

（一）玉棒

其状如"丁"字形，呈榔头状，头部为纺锤形，中间接柄。是由玉石加工制作而成。

1．使用：术者可左右手各执一棒，在被施术者面部对称做均匀的、轻柔的旋摩手法。操作时，工具和皮肤应微微接触，可按经络循行方向移动施术。亦可在面部穴位做点、按、揉等手法，反复施术。

2．功效：玉石内含有多种微量元素，有良好的生物作用，可以改善微循环，刺激上皮细胞再生，令细胞更具生命力。对消除皱纹、淡化色素、改善皮肤粗糙等有良好的作用。

3．配用介质：多选用刺激性较小或无刺激性的按摩乳或按摩油。

（二）水晶刮痧板

水晶刮痧板的长约15厘米，宽约3厘米，厚薄适度，色泽鲜艳，五光十色，晶莹剔透，手感舒适。

1．使用：使用范围较广泛，既可用于面部，又可用于身体部位以及四肢，多按经络走向刮拭。对于穴位或病变部位，可采用点、按、揉、抹、刮等多种手法，受术者多感觉舒适。

2．功效：由于其特殊的分子结构，能产生对人体有益的红外线电磁波，当其与人体接触时，产生的静电磁场可以促进皮下的血液循环，改善皮肤的新际代谢，加速代谢产物的排出，有利于皮肤的美容效果。对于面部的暗疮、色斑、粟丘疹、湿疹、脂溢性皮炎等效果显著。

3．配用介质：可根据面部的状况，选用不同性质和风格的香薰精油或按摩油。

（三）拔筋棒

其多采用水牛角制成，为总长约11厘米、直径约1厘米的圆柱体，柱顶突出一高约0.8厘米的光滑体，状如豌豆。

1．使用：术者左右两手各执一棒，在受术者面部穴位或病变部位进行按挑或按拔，力度以受术者局部有酸胀感为度。

2．功效：点按俞穴，可以促进气血流动，改善面部气血的营养供应，拔离皮下筋脉间的炎性粘连，改善局部的微循环。

3．配用介质：多选用按摩乳，以减轻皮肤的油腻程度，或选用黏度小、刺激性小的按摩油。

刮痧技艺
手法与程序

　　刮痧的手法和程序十分重要，其关系到治疗效果。在刮拭中应根据病情的需求，选用不同的手法和经络，手法或轻或重，或如蜻蜓点水，或如老牛犁田；或施用补法，或施用泻法。总之，以疗效为最终目的。

面部刮痧的手法和程序

面部刮痧要想取得好的效果并让受术者感到舒服满意，就必须做到手法精湛、熟练、轻盈、似鱼游水。这就必须要多练习，俗话说："曲不离口，拳不离手"就是这个道理。

1. 基本手法

（1）点：用鱼形刮痧板鱼吻部或鱼尾锐面在穴位上轻轻用力向下点压。点压时要逐渐用力，不可粗暴。（图14）

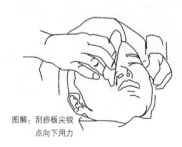

图解：刮痧板尖锐
点向下用力

图 14 　点法

作用：醒神开窍，活血通络。

（2）揉：用鱼形刮痧板头部或尾部侧面在穴位顺时针或逆时针轻揉。

作用：活血化瘀，通畅经络。

（3）按：用鱼形刮痧板的头或尾部侧平面在穴位上用力缓缓向下按压。（图15）

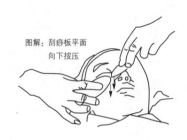

图解：刮痧板平面
向下按压

图 15 　按法

作用：补益气血，通经活络。

（4）挑：用鱼形刮痧板的头或尾的尖锐部在穴位上先按压，再横向上挑起。

作用：疏泄肝胆，通调血脉。

（5）扭：用鱼形刮痧板的鱼尾锐部两端点按穴位，再进行顺时针或逆时针扭动。

作用：疏通气血，活跃肌肉。

（6）刮：用鱼形刮痧板的高面，沿经络轻盈刮拭。（图16）

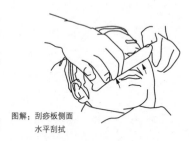

图解：刮痧板侧面
水平刮拭

图 16 　刮法

作用：散结化瘀，调和气血。

（7）摩：用鱼形刮痧板的任何部位，在穴位或经络进行滑动。

作用：理气和血，安神益智。

（8）托：用鱼形刮痧板的头或身的侧面，用力向上提托肌肉。（图17）

作用：消除赘肉，增加弹性。

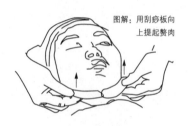

图解：用刮痧板向
上提起赘肉

图 17 　托法

2．复合手法

（1）刮动法：用鱼形刮痧板边缘按经络（或一定方向）轻轻刮拭。（图18）

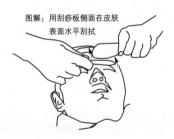

图解：用刮痧板侧面在皮肤表面水平刮拭

图18　刮动法

（2）揉刮法：用鱼形刮痧板头部侧面和边缘沿经络边揉边刮动。

（3）抹托法：用鱼形刮痧板头部平面，沿经络或一定线路边抹边提托面部肌肉。

（4）点扭法：用鱼形刮痧板吻部或尾部先在穴位（或部位）上点按再扭动。（图19）

（5）叩动法：用两支鱼形刮痧板取各自一端在面部对称部位相对间歇用力。

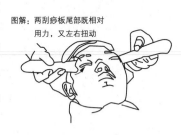

图解：两刮痧板尾部既相对用力，又左右扭动

图19　点扭法

（6）摩游法：用两支鱼形刮痧板在面部沿经络（或部位）轻盈滑动，一前一后，相互追逐。

（7）拍打法：用鱼形刮痧板的平面在面部或穴位进行拍打、拖压。

（8）震颤法：用鱼形刮痧板贴在面部或穴位上，双手抖动，但刮痧板不离开皮肤。

3．刮拭力度

面部美容刮痧一般刺激量不要太大，但要有一定深度，不要强求出痧，以刮拭至面热、耳热、稍有红晕为度。

（1）轻弱力度：适合于干性皮肤、敏感性皮肤，特别是换肤后皮肤较薄者。对皮肤修复，消除倦容及在电子屏幕前时间过长造成的"屏幕综合征"效果较好。

（2）中等力度：适用任何性质的皮肤，常用于保健及康复。

（3）强重力度：适用于油性皮肤或皮肤较为粗糙者。对红血丝、暗疮红印和硬结型暗疮较为适宜。

4．刮拭方向

刮拭方向一般根据肌肉或经络走向进行刮拭。面部先任、督脉，再由上向下、由内向外刮拭。

5．刮拭补泻

刮痧也强调补泻，根据受术者的症状不同，而采用不同的手法。虚则补之，实则泻之。

（1）补法："顺经为补"，即顺着经络循行的方向进行刮拭，刮拭时力度要小，刺激要轻，作用表浅，操作速度较慢，刺激时间较长，对皮肤、肌肉、细胞有兴奋作用的手法称之为补法。一般来说，补法多采用于体质较虚弱的老人和小孩，对皮肤易过敏者以及女性也较为适用。

（2）泻法："逆经为泻"，即操作时逆着经络循行的方向进行刮拭，刮拭时力度要大，刺激要重，速度要快，时间要短，对皮肤、肌肉组织有抑制作用的手法，称为泻法。此法多用于体质强壮、发病较急、实证者等。

（3）平补平泻法：介于补与泻之间，力度要适中，并保持中等速度，不快不慢，节奏感强，平衡地帮助皮肤、肌肉排除代谢产物，补充营养物质。此法既扶正祛邪，又祛邪消实，在需要保养、护理皮肤的人群中，大多数运用此法。

6. 刮拭程序

面部刮痧一般采用先中间后两边的方法，也就是先通督脉再进行面部刮痧的操作。

（1）中间线路：百会→上星→印堂→素髎。

（2）两边对称线路：

①廉泉→颊车→翳风→风池。（图20）

②承浆→大迎→颊车→下关→太阳。（图21）

③地仓→颧髎→上关→太阳。（图22）

④人中→迎香→四白→听宫→太阳。（图23）

⑤晴明→承泣→球后→瞳子髎→太阳。（图24）

⑥印堂→攒竹→阳白→丝竹空→太阳。（图25）

⑦攒竹→鱼腰→丝竹空→瞳子髎→太阳。（图26）

⑧神庭→头维→曲鬓→太阳。（图27）

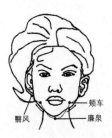

图20　廉泉→颊车→
翳风→风池

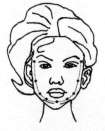

图21　承浆→大迎→颊车→
下关→太阳

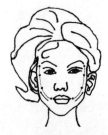

图22　地仓→颧髎→
上关→太阳

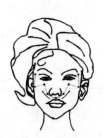

图23　人中→迎香→四白→
听宫→太阳

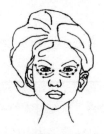

图24　晴明→承泣→球后→
瞳子髎→太阳

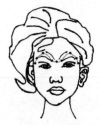

图25　印堂→攒竹→阳白→
丝竹空→太阳

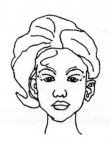
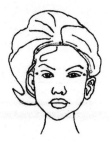

图26 攒竹→鱼腰→丝竹空→
瞳子髎→太阳

图27 神庭→头维→
曲鬓→太阳

古法刮痧的手法和程序

古法刮痧的手法来源于民间，是民间治病的经验总结，早在元明时代的医籍中就有关于此类的记载。尤其在清代郭志邃的《痧胀玉衡》、吴尚先的《理瀹骈文》以及《松峰说疫》《串雅外编》《七十二种痧证救治法》等著作中均有关于刮痧手法的记载。

1．常用手法

（1）术者多选用长方形水牛角刮痧板或其他刮痧工具，刮痧板与皮肤呈45度角。刮时应节奏分明，快慢有序，力度不可太大，应根据病情需要采用补泻或平补平泻手法。

（2）刮拭时应始终保持一个方向刮拭，多从上而下，从内向外，不可来回刮拭。

（3）刮拭多采用直线刮拭，多沿经络，但也可根据病情需求，用刮痧板的角部对穴位进行点穴按压。

2．刮痧程序（图28）

（1）颈部：颈后部由后发际向下至大椎穴，颈部两侧由耳垂部向下至颈肩部，颈前由颌下向下至天突穴，由上向下反复刮拭。

（2）肩部：由大椎穴及颈肩部向外直刮或斜刮至肩峰部位。

（3）背部：先由大椎沿后背正中的督脉向下直刮至腰骶部，力度应适中；再刮拭两侧的华佗夹脊穴和膀胱经，由上向下顺刮，背部肋间，由内向外斜刮，可刮成鱼骨状。

（4）胸部：由天突穴向下刮至鸠尾穴（剑突下）；胸肋部两侧由内向外沿肋骨间斜刮。

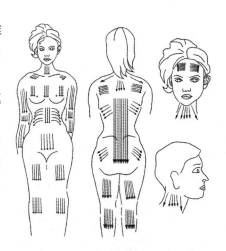

图28 刮痧程序

（5）腹部：由鸠尾穴向下直刮至耻骨；腹正中线两侧均由上向下顺刮。

（6）四肢：上、下肢的内、外侧均由上向下顺刮；肘、腘窝处亦由上向下顺刮，但力度可稍大。

注意：刮痧时，应先头部后身体；身体应先肩颈后背部，再胸腹，最后四肢、肘腘窝。

3．刮痧的补泻

刮痧治病的目的是平衡阴阳，使失调的阴阳恢复相对平衡。《素问·通评虚实论篇》说："邪气盛则实，精气夺则虚。"故在治疗上应"盛则泻之，虚则补之"。补虚与泻实是刮痧的重要手法，通过此手法可调节机体机能而祛除病邪。

（1）刮拭力度小，刮拭时间短，作用浅，对皮肤、肌肉的细胞有兴奋作用的手法称为补法；刮拭力度大，刮拭时间长，作用较深，对皮肤、肌肉细胞有抑制作用的手法称为泻法。

（2）刮拭速度较慢者为补法，刮拭速度较快者则为泻法。

（3）刮拭顺着经络走向者为补法，逆着经络走向刮拭者为泻法。

（4）刮拭手法介于补法和泻法之间者为平补平泻法。

5

循规刮痧
彰经络魅力

　　明代医家喻昌在《医门法律》中说："凡治病不明脏腑经络，开口动手便错。"经络内联脏腑，外络肢节，使五脏六腑、四肢百骸、五官九窍联系成为一个有机的整体。这样，才可将气血等营养物质输送到全身。

　　但当人体某一部位发生了疾患，出现了不平衡。我们可以通过辨证，认识到其发病所在的脏腑及其经络，就可以采用上病下治、下病上治、左病右治、右病左治等方法，进行刮拭，予以治疗。

头部 （图29）

1. 头部正中属督脉。

2. 头部两旁为膀胱经。

3. 头部两侧之颞部为胆经。

头部经络可治疗失眠多梦、头晕目眩、低血压、老年痴呆、记忆力减退、子宫脱垂、秃疮、脂溢性脱发、斑秃、少年白发、头皮屑、银屑病、脱肛、头痛等病症。

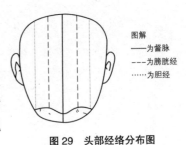

图解
——为督脉
- - - 为膀胱经
……为胆经

图 29　头部经络分布图

面部 （图30）

1. 面颊部属胃经：可用于治疗下颌关节炎、痤疮、色斑、单纯糠疹、面瘫、面肌痉挛、三叉神经痛等病症。

2. 眼睑部属脾经：可用于治疗眼睑瞬动、上眼睑下垂、眼袋、眼睑浮肿、神经性水肿、突眼症、近视眼等病症。

3. 鼻部属肺经：可用于治疗酒渣鼻、过敏性鼻炎、慢性鼻炎、脂溢性皮炎、痤疮等病症。

4. 口周属脾胃经：可用于治疗口臭、口腔溃疡、唇炎、口周皮炎、单纯疱疹等病症。

5. 耳部属肝胆经：可用于治疗耳聋、耳鸣、耳部湿疹等病症。

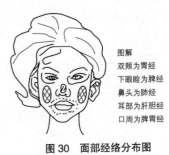

图解
双颊为胃经
下眼睑为脾经
鼻头为肺经
耳部为肝胆经
口周为脾胃经

图 30　面部经络分布图

颈项部 （图31）

1. 颈前部正中属任脉：可用于治疗甲状腺囊肿、咽喉肿痛、扁桃体炎、丝状疣、痤疮等病症。

2. 项后部正中属督脉：可用于治疗颈椎病、头晕、落枕、疔疮、摄领疮等病症。

3. 项后部两旁属膀胱经：可用于治疗落枕、脑供血不足、颈椎病、失眠、三叉神经痛、颈淋巴结核、高血压病、末梢神经痛等病症。

背部 （图31）

1. 背部正中属督脉：可用于治疗郁症、疟疾、无汗症、后背怕冷、癫痫、脑震荡后遗症、增生性脊柱炎、上眼睑下垂、崩漏、斑秃等病症。

2. 督脉两侧为膀胱经：可用于治疗失眠、喘症、郁症、高血压病、水肿、慢性胃炎、慢性肾炎、无汗症、腰肌劳损、腰腿痛、痿症、截瘫、上眼睑下垂、冻疮、遗精、癫痫、老年性阴道炎、崩漏、扁平疣、飞蚊症等病症。

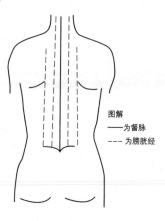

图解
—— 为督脉
--- 为膀胱经

图31　颈背部经络分布图

胸部 （图32）

1. 正中为任脉：可用于治疗咳嗽、气喘、心慌、心悸、呃逆、胸痛、呕吐、咽喉肿痛、梅核气、暴喑、瘿气、乳房发育不良、纽扣风等病症。

2. 任脉旁开2寸为肾经：可用于治疗咳嗽、气喘、胸闷、呕吐、乳痈、胸痛等病症。

3. 任脉旁开4寸为胃经：可用于治疗胃痛、腹痛、呕吐、吐血、食欲不振、腹胀等病症。

4. 任脉旁开6寸上支为肺经：可用于治疗咳嗽、气喘、胸闷、胸痛、肺胀满、肩痛等病症。

5. 任脉旁开6寸下支为脾经：可用于治疗咳嗽、胸胁胀痛、乳痈、水肿、乳房下垂、乳房湿疹等病症。

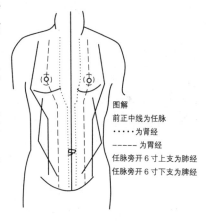

图解
前正中线为任脉
·····为肾经
-----为胃经
任脉旁开6寸上支为肺经
任脉旁开6寸下支为脾经

图32　胸腹部经络分布图

腹部 （图32）

1. 正中为任脉：可用于治疗胃痛、呕吐、食欲不振、腹胀、水肿、泄泻、月经不调、带下病、遗精、疝气、闭经、遗尿、阳痿、崩漏、癃闭、阴道炎、不孕症等病症。

2. 任脉旁开0.5寸为肾经：可用于治疗月经不调、带下病、不孕症、癃闭、遗尿、阴挺、腹胀、腹痛、便秘等症。

3. 任脉旁开2寸为胃经：可用于治疗胃痛、腹痛、呕吐、肠鸣、疝气、月经不调、痛经、不孕症、小便不利等病症。

4. 任脉旁开4寸为脾经：可用于治疗腹痛、泄泻、便秘等病症。

5. 两胁肋下为肝经：可用于治疗胸胁胀痛、腹胀、胁痛、泄泻、呕吐、痞块等病症。

腋胁部　（图33）

两侧部为胆经：可用于治疗胁痛、带下病、疝气等病症。

上肢部　（图34）

1. 上肢内侧前缘至大指桡侧端为手太阴肺经：可用于治疗咳嗽、气喘、胸痛、胸闷、咽喉肿痛、白癜风、失音、无脉症等病症。

2. 上肢内侧中间至中指桡侧端为手厥阴心包经：可用于治疗心痛、胸闷、心悸、心烦、癫狂、四弯风、口臭、口疮、呕吐、咳血等病症。

3. 上肢内侧后缘至小指桡侧端为手少阴心经：可用于治疗心痛、咽干、口渴、目黄、腋臭、暴喑、心悸、健忘、失眠、吐血、盗汗等病症。

4. 食指端桡侧至上肢外侧前缘为手阳明大肠经：可用于治疗牙痛、咽喉肿痛、鼻衄、疔疮、瘰疬、半身不遂、手臂麻木、荨麻疹、脱发、耳聋、耳鸣、闭经、便秘等病症。

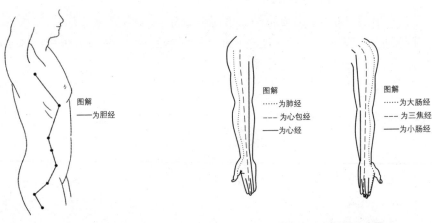

图33　腋胁部经络分布图　　　　图34　上肢经络分布图

5. 无名指尺侧端至上肢外侧中间为手少阳三焦经：可用于治疗耳聋、耳鸣、目赤、咽喉肿痛、胁肋痛、暴喑、癫痫、瘰疬、上肢麻痹、便秘等病症。

6. 小指尺侧端至上肢外侧后缘为手太阳小肠经：可用于治疗头痛、目痛、咽喉肿痛、耳聋、耳鸣、瘰疬、颈椎病、落枕、疟疾、癫狂痫、乳少等病症。

下肢部 （图35）

1. 下肢前面至足次趾外端为足阳明胃经：可用于治疗腰膝冷痛、下肢麻痹、膝关节炎、胃痛、腹胀、呕吐、皮肤淀粉样变、乳痈、泄泻、便秘、脚气等病症。

2. 下肢外侧至足第4趾外侧端为足少阳胆经：可用于治疗下肢痿痹、小腿麻木、胸胁胀满、癫狂、头痛、目赤、咽喉肿痛、疟疾、乳房胀痛、痔疮、脚气等病症。

3. 下肢后面至足小趾外侧端为足太阳膀胱经：可用于治疗腰骶疼痛、下肢痿痹、丹毒、便秘、痔疮、脚气、硬结性红斑、下肢肌肉痉挛、足跟痛、癫痫、头痛、目痛、鼻塞等病症。

4. 足大趾内侧端至下肢内侧面中间转至前缘为足太阴脾经：可用于治疗胃痛、腹胀、肠鸣、泄泻、便血、尿血、崩漏、呕吐、月经不调、带下病、阴挺、不孕症、遗尿、丹毒、过敏性紫癜、便秘、滞产、脚气等病症。

5. 足大趾外侧至下肢内侧面前缘转至中间为足厥阴肝经：可用于治疗头痛、眩晕、目赤肿痛、胁痛、遗尿、崩漏、经闭、阴挺、月经不调、带下病、痛经、阴痒、癫痫等病症。

6. 足掌前1/3（去趾）处至下肢内侧面后缘为足少阴肾经：可用于治疗头痛、头昏目眩、失眠、咽喉肿痛、糖尿病、月经不调、带下病、遗精、崩漏、阴挺、小便频数、痴呆、遗尿、泄泻、盗汗、癃闭、便秘等病症。

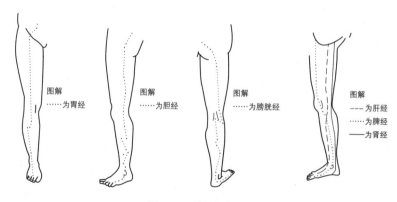

图35 下肢经络分布图

6

Chapter

揭示原理
出痧有原则

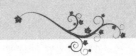

在正常的生理条件下，人体应处于经络畅通、气血畅达、脏腑协调、阴阳平衡的状态。但当人体发生病变时，经络就会成为传递病邪和反应病变的途径，进而引发损美性疾病。刮痧则可以通过刮拭出痧，排出经络中壅滞和污秽，疏通经络气血，调理脏腑功能，恢复人体阴阳平衡，以达身体健康，让女子留住美丽的春天，重获神采、风韵之目的。

刮痧的作用原理

中医学认为，痧是人体感受的秽浊邪气，轻则肌肤受伤，阻滞经脉；重则壅遏肠胃，侵入营血，使经络不通，气血逆乱。而刮痧则可使经脉畅通，气血流畅，同时使蕴聚于体内的邪热疫气外泄，从而热毒可去，痧毒可除。

1. 平衡阴阳，阴平阳秘

阴阳学说是中医的基本理论。中医学认为，人是一个有机的整体，保持着相对的平衡状态，人的各组织、器官、脏腑处于正常的生理功能，即阴平阳秘，人体就健康。但是天有八风之邪，地有湿热之气，人有饥饱劳逸。如果外邪入侵或六气内生，人体就会因阴阳平衡遭到了破坏而患病。"阴消阳长，阳消阴长"，因此，"阴盛则阳病，阳盛则阴病"，进而也就出现了虚和实。

《素问·通评虚实论篇》曰："邪气盛则实，精气夺则虚。"刮痧治疗则本着"虚则补之，实则泻之"的治疗原则，泻其有余，补其不足，从而使阴阳之偏盛偏衰得以纠正，以达到阴阳平衡，阴平阳秘。

在使用刮痧治疗的常见疾病中，感冒、哮喘、肺炎、呃逆、腹痛、便秘、高血压病、头痛、三叉神经痛、面肌痉挛、落枕、肩周炎、颈椎病、坐骨神经痛、膝关节痛、扭伤、痤疮、带状疱疹、毛囊炎、接触性皮炎、化妆品皮炎、急性湿疹、结节性痒疹、银屑病等都为邪实病症，皆宜采用泻法；而对于如消化不良、胃下垂、慢性结肠炎、肺结核、慢性肝炎、贫血、神经衰弱、失眠、子宫脱垂、更年期综合征、老年性皮肤瘙痒症、白癜风、冷激红斑、皮肌炎、少年白发、红斑狼疮等以虚为主的病症，在刮痧时宜采用补法。这样就可使失调的阴阳向着协调方向转化，恢复机体阴阳的相对平衡，令邪去病愈。

2. 疏通经络，调理气血

经络是人体气血运行的通路，人体正是依赖气血的温煦、濡润、滋养来维持生机的，故经络必须是顺畅无阻的。但由于人体生活在自然界中，可能随时会感受风、寒、暑、湿、燥、火等六淫之伤害；或自身的七情发生变化，就会产生"六郁"，而引起气血运行不畅，甚至气滞血瘀，让气血滞留在经络，使原本畅通的经络阻塞不通，同时对气机的升降出入，也会产生影响。《素问·六微旨大论篇》曰："故非出入，则无以生长壮老矣；非升降，则无以生长化收藏。"如果人之气出现升降失常，如该升不能升，该降不能降，或该升不但不升，反而降，或该降不降，反而升，都会造成气血逆乱。

中医学认为，人体的气和血是相互依存、不可分离的，气中有血，血中有气，气无血则不生，血无气则不长。血随气行，气血的升降失常，就会使经络闭阻，造成气血失调，使气血不能"温分肉、充腠理"，从而出现肢体麻木，使脏腑组织的功能活动失去平衡，产生疾病。如在临床中经常遇到的疾病：颈椎病、腰腿疼痛、雷诺氏症、膝关节炎、心绞痛、口眼㖞斜、过敏性鼻炎、蛇皮症、破皮症、小蓟苔藓等。

刮痧可以疏通经络，调理气血，使闭阻的经络畅通，令凝滞的气血流动，使蕴聚的瘀血散开。这主要是在刮拭时要采用适当的力度，使其透过表皮渗入到皮下，在外力的刺激下，促进血管的收缩活动和气血的运动，使聚者散，凝者行，气血流通得以正常，逆乱的气机得以恢复。正如《灵枢·经脉》所说："经脉者，所以能决死生，处百病，调虚实，不可不通。"

3. 清热凉血，排出邪毒

疾病的产生，是正邪相互斗争的结果，正处于劣势，而邪处于优势。《素问·刺法论篇》曰："邪之所凑，其气必虚。"外邪侵犯人体，人体正气处于相对不足，不能驱邪外出，则邪毒会滞留于体内，阻遏经络。若毒邪仍未除去，则邪会透表入营，伤及脏腑和营血，血热妄行，则会出现斑疹吐衄、疮疡肿毒、燥热口渴、月经先期等。如临床常见之崩漏、玫瑰糠疹、过敏性紫癜、银屑病、过敏性皮炎、红丝疔、乳痈、肠痈等病症。邪毒亦会影响脾胃的功能，使脾之运化失司，湿邪泛滥或凝聚，造成身体出现体乏无力，脘痞呕恶，头昏脑胀。若邪犯五脏，则会头昏欲绝，大汗淋漓，四肢厥冷。

清代郭志邃在《痧胀玉衡》一书中讲述了治痧之法，其中对于排出毒邪之法，他认为："痧毒在气分者刮之，在血分者刺之，在皮肤者焠之，痧毒入腑者宜荡涤攻逐之。"焠之可调整人体功能，攘邪外出；刺之可使凝滞于血中或脏腑中的热与邪等毒直接排出；刮之则可使邪毒随痧象在皮肤的出现，随痧点而渐渐外现，使充斥于血液中的热邪及蕴聚于脏腑中的邪毒透邪外出，最终排出体外。此为"热者疾之"，即运用刮痧而凉血清热，消除邪毒，畅通经络，气血安和，人则自安。

4. 扶助正气，补养气血

《素问·刺法论篇》曰："正气存内，邪不可干。"中医学认为，治病的过程，就是扶正祛邪的过程。正气就是人体的正能量，也是人体的动力，更是人体的抵抗力。邪气则是负能量，也是伤害人体的致病因素。因此，扶助正气可以增强脏腑组织的功能，增强抗御病邪的能力。

扶正最好的方法就是补益人体之气血。众所周知，人体最宝贵的莫过于气血，其乃人体生命之源，人体的各个脏腑、组织、器官皆需要其温煦、濡养、滋润以维持生命。但是，一旦气血出现了偏盛偏衰或经络不畅，则百病而生。正如寇宗奭所说："夫人之生，以气血为本，人之病，未有不先伤其气血者。"

刮痧可以透过刮拭皮肤而对经络产生良性刺激，从而改善人体的气血流通状况，使经络畅通，气血流畅。同时刮痧还可以令毛细血管破裂，使瘀血和其他毒素随痧排出，瘀毒得除，新血才可得生。气血的流畅和充盛，使脏腑的功能得以增强，人体的正气得以扶助，从而维护了人体的健康。正如清代王清任在《医林改错》中说："治病之要诀，在明白气血。无论外感、内伤，所伤者无非气血。"

刮痧的出痧原则

在进行刮痧后，除了身体健康者外，在刮拭过后的皮肤上一般都会出痧。但是由于治疗病症不同以及刮拭部位不同，故应根据需要而决定出痧与否。

1. 身体部位可出痧

在治疗疾病时，往往需要刮拭四肢或躯干的某些部位（头面部除外）。一般来说，以刮出痧为宜。但刮拭力度的大小、轻重以及出痧的多少，应依据病情的需要、受刮面积的大小而定夺。

在刮拭四肢或躯干时，对于可以遮盖部位，刮拭时可用力偏大，出痧可适偏多；对于容易暴露部位以及影响受术者美观、形象的部位，可出痧少或不出痧为宜。如治疗常见病痤疮时，在冬季穿衣物较多时，则四肢和躯干部位皆可出痧；而如果在夏季穿衣较少时，由于四肢多暴露，故四肢不宜出痧，这时，可更换刮拭俞穴，从而达到既要治病，又要不影响美观的目的。

2. 面部不宜出痧

由于面部暴露在外，在进行中医美容，施面部刮拭时，可不出痧，否则会影响受术者的形象或美观。但在刮拭时，应刮出热效应，以刮出痧气为宜。

在刮拭面部的过程中，受术者一般可感觉到面部有微热，像热气蒸面或热敷面一样；个别皮肤敏感者会在眼周或面颊、发际等处感到有轻微的跳动感或蚁行感。但大部分受术者（约80%），会因刮拭面部时血液循环加快而产生心情舒畅和惬意的感觉。在面部刮拭完毕后，大部分受术者（约80%），面部会出现"一过红"的现象，这种红瞬间即消，很快恢复正常。随后受术者的面部就会有滑爽和舒适感。另外，亦会出现面部刮痧所产生的特殊效应，如毛孔收缩，皮肤紧绷，肌肉增加弹性，肤色白里透红。若在刮拭面部眼袋、黑眼圈或黄褐斑时，刮拭的手法应轻盈，有一定力度，但决不可暴力，否则会在面部出现淤青，而影响受术者的美观和形象。

Chapter

7

痧象与
注意事项

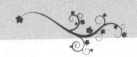

　　刮痧后往往会有痧象出现，它标志着病邪的深浅或轻重，给人以警示。同时，在刮拭操作中，亦有注意事项，其中有的须注意，有的应规避，这样才可取得预期效果。

痧象

痧象是指术者在进行刮痧时，运用各种刮拭手法，使受术者的皮肤表面因刮拭刺激，而出现颜色和形态的不同变化。

一般来说，痧象主要出现在面部以外的其他部位，常常会在皮肤表面出现潮红、粉红、鲜红、紫色或紫黑色斑片，亦或有点状红疹，同时伴有热痛或痧痛感。这是一种正常的生理反应，一般会持续1天至数天，然后慢慢淡化、被吸收而消失。

但在面部刮拭时，则不需有痧象出现，否则会影响受术者的美观，引起其不满。一般多以受术者感到脸上发热、微红为宜，个别人会有麻胀感或有短暂的红晕，但出现后很快就会自行消失，人们称之为排出"痧气"。

痧象的有无及其出现的部位或出现的不同形态，对疾病的性质、病位、预后、治疗都有十分重要的临床意义。

1. 刮拭后，未出现明显的痧象，或只有零星少量红色疹点，这表明受术者身体较健康。如减肥、美容、保健等。

2. 痧象呈鲜红点状，稀疏散落，多为表证。常见于荨麻疹、风疹、多形红斑、血管神经性水肿、瘙痒症、感冒、过敏性鼻炎、咽喉肿痛、失眠、胃下垂、脱肛等。

3. 痧象呈鲜红色、玫瑰色、面积较大，或呈片状，表明受术者体内血热或体内蕴热。常见于痤疮、酒渣鼻、单纯疱疹、丹毒、接触性皮炎、化妆品皮炎、须疮、泌尿系感染、月经先期、月经疹、妇科炎症等。

4. 痧象鲜红，伴有瘙痒，表明受术者体内有风热。常见于脂溢性皮炎、荨麻疹、寻常痤疮、虫咬性皮炎、口周皮炎、唇炎、过敏性紫癜、支气管哮喘、肺气肿等。

5. 痧象色深暗或发紫，并呈斑片状，表明其体内气血瘀滞。常见于黑眼圈、黄褐斑、扁平疣、瘢痕疙瘩、酒渣鼻、斑秃、白癜风、囊肿性痤疮、心绞痛、胃溃疡、扭伤、痛经、慢性盆腔炎、落枕等。

6. 痧象呈黑紫色或酱黑色，伴有天气寒冷时肌肤疼痛，多表明其为陈旧性病症，体内多有血瘀或感受风寒。常见于寒冷性荨麻疹、冷红斑、冷球蛋白血症、多形红斑、血栓闭塞性脉管炎、股外侧皮神经炎、硬皮症、膝关节炎、坐骨神经痛、肩周炎、类风湿性关节炎等。

7. 痧象在皮肤上出现不久后，即分泌出少量液体，多表明受术者体内有湿邪。

（1）痧象如呈鲜红色，多表明其体内有湿热。常见于神经性皮炎、结节性瘙痒、硬红斑、结节性红斑、皮肤淀粉样变等。

（2）痧象如呈一般红色，并伴有瘙痒，多表明体内有风湿。常见于丘疹性荨麻疹、丘疹性湿疹、皮肤瘙痒症、硬皮病、皮肤变应性血管炎等。

8．痧象呈淡红色，又很快消失，伴有皮肤少华，或干燥粗糙，或瘙痒脱屑，多表明其体内气虚血亏。常见于慢性荨麻疹、皮肌炎、硬皮病、皮肤瘙痒症、黄褐斑、脂溢性脱发、神经性皮炎、甲剥离症、白发、鱼鳞病、贫血、消化不良、产后缺乳、失眠等。

9．在刮痧过程中，痧象由深变淡，由暗转红，斑块由片变点；表明病情转轻；刮痧对其有效。

10．在刮痧过程中，痧象之色泽由浅变深，由分散的点状到集中的块状或片状，多表明其病情加重，刮痧对其无效，应立即选用其他方法治疗。

刮痧的注意事项

1．调节操作室内温度，避免过冷或过热，以利刮痧操作。

2．术前，施术者的手需进行消毒，刮痧工具也需进行消毒，水牛角刮痧板可用75%酒精擦洗，但不可浸泡。

3．刮痧应选择适宜的介质。如面部刮痧时，应选择没有刺激性、气味清淡的介质；身体刮痧时，宜选择具有活血、散寒、通络作用的介质。

4．刮痧一般进行的时间为30分钟左右。单纯面部刮痧则为20～25分钟；如需治疗则为30～40分钟。

5．饥饿时或饭后半小时内不宜刮痧。做换肤后不足2个月者忌面部刮痧。洗眉过深造成肉芽生成者忌面部刮痧。

6．对皮肤偏薄、敏感性皮肤刮拭时，应由轻渐重，也可垫上绸布间接刮拭。

7．传染性皮肤病、感染炎症期、疖肿、痈疽、疤痕、溃疡皮损和不明包块、破结者，不可直接刮拭病灶部位。

8．刮拭时必须一个部位刮好后再刮另一个部位，决不可随意刮拭。

9．面部刮痧后4小时内不宜化彩妆，不宜热敷面部，1小时内不宜用冷水洗脸；身体刮痧1～3小时不宜洗手足及冷水浴。

10．刮痧后宜饮用1杯温开水或姜茶水。

11．面部刮痧后可在身体反射区出现微红现象，用退痧面膜后2～3分钟可退完。

12．刮痧后，如隔日产生轻微红点，起痧粒2～3颗，这些为肌肤代谢与血液循环加快的产物，属正常生理现象，不必惊慌，2～3次后，即不再发生。

13．刮痧时应力度均匀，以受术者能忍受为度，或略感舒适为宜，身上出痧为止。

14．对于身体或四肢部位的压痛点或条索状物，要重点刮拭，使刮拭的力传达到皮下的深层组织。

15．刮痧的间隔时间：面部刮痧可1周2次，身体刮痧可每周1次，也可根据需要而调整，但出痧部位需消退后方可刮拭。

留住"春天"刮出青春活力

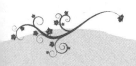

刮痧美容，则是刮拭皮肤的某一特定部位，通过"穴位—经络—脏腑"的作用，而达到疏通经络、调理气血、消除损美因素之目的，从而祛除损美疾病，重现女子无限魅力。同时刮痧还具有养生保健作用，可以"治未病"，增强机体的免疫力，防患于未然，延缓衰老，让春天和自己结伴而行。

Chapter 1

岁月无痕
增女人颜值

《淮南子·说山训》曰："良医者，常治无病之病，故无病。圣人者，常治无患之患，故无患。"刮痧具有保健作用，可以提高机体的免疫力，预防衰老，保持机体的健康，让女人青春永驻。

面部皱纹

面部皱纹，是指当面部表情肌收缩时，面部会出现暂时性皱纹，但表情肌舒张后，皱纹如不消失，就会在脸上形成永久性皱纹。面部皱纹的产生，是由于随着年龄的增大，皮脂腺逐渐萎缩，脂肪较少，皮肤变薄，皮下纤维组织由于缺少营养而逐渐老化，变硬或断裂导致的，而一些不良习惯和一些习惯性动作则加快了纤维老化的过程。如喜皱眉头等。老化的纤维使皮肤的弹性降低而松弛，更使皱纹加深。中医学称之为"面焦"。其临床多表现为面部皱纹过早出现，皱纹较深，皮肤干燥少泽；可伴有体乏无力，食欲不佳，心绪不佳，胸胁满闷，乳房胀痛，月经不调等。

病因病机

中医学认为，其病因多为脾胃虚弱，气血生化不足，面部失于濡养，正如《灵枢·根结篇》曰："经脉空虚，气血竭枯，……毛腠夭膲。"或肝肾阴虚，阴血不足，肌腠失去温润；或情志失调，忧思悲愁，令气机不畅，气血郁滞，不能上荣于面。《太平御览》曰："神者面之庭……心悲则面焦。"《厚生训纂》曰："多愁，则头面焦枯。"

治疗方法

补益气血，降低张力。

取穴 （图36）

1. 头部任、督二脉。

2. 穴位：神庭、百会、阳白、太阳、颧髎、地仓。

图解：
承浆→大迎→颊车→下关→太阳

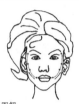

图解：
地仓→颧髎→听会→太阳

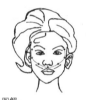

图解：
人中→巨髎→听宫→太阳

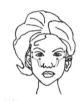

图解：
迎香→四白→上关→太阳

图解：
印堂→攒竹→阳白→丝竹空→太阳

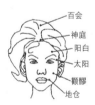

百会
神庭
阳白
太阳
颧髎
地仓

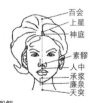

百会
上星
神庭
素髎
人中
承浆
廉泉
天突

图解：
天突→廉泉→承浆→人中→素髎→神庭→上星→百会

图36 面部皱纹刮痧取穴法

3．面部刮痧的5条线路：

①承浆→大迎→颊车→下关→太阳；

②地仓→颧髎→听会→太阳；

③人中→巨髎→听宫→太阳；

④迎香→四白→上关→太阳；

⑤印堂→攒竹→阳白→丝竹空→太阳。

方解

1．任脉为阴脉之海，可以调补阴血；督脉总督人体一身之阳气，二脉可调理气血，加强对肌肤的濡养和滋润。

2．神庭、百会均是督脉腧穴，二者可以益气升阳，活血润面；阳白为足少阳胆经腧穴，也是足少阳胆经与阳维脉的交会穴，具有清热、解毒、除湿、消皱的功效；太阳为经外奇穴，可以通经活络、泄热排毒；颧髎是手太阳小肠经腧穴，又是手太阳小肠经与手少阳三焦经的交会穴，可以清热消风、活血通络；地仓为足阳明胃经之腧穴，又是手、足阳明经与阳跷脉交会穴，可以通络活血、滋养肌肤。以上诸穴共同作用，可以益气、养血、消壅、抗衰、防皱。

3．面部刮痧的5条线路，可以疏通面部经络，调理面部气血，消除壅滞，顺畅气机，濡润面部肌肤，预防皮肤衰老及皱纹的出现。

操作

1．先用鱼形水牛角刮痧板点穴：神庭、百会、阳白、太阳、颧髎、地仓，每穴点按3～5次。

2．再用方形水牛角刮痧板通任、督二脉：百会→上星→神庭→素髎→人中→承浆→廉泉→天突，可刮拭3～5遍。

3．运用面部刮痧动作手法按以下线路刮拭，反复操作3～5遍，动作要连贯、轻盈、有一定力度，并要做到板不离手。

①承浆→大迎→颊车→下关→太阳；

②地仓→颧髎→听会→太阳；

③人中→巨髎→听宫→太阳；

④迎香→四白→上关→太阳；

⑤印堂→攒竹→阳白→丝竹空→太阳。

注意事项

① 保持良好情绪，养成平和心态。
② 平日注重护理皮肤，可每周护理1次。
③ 要养成良好的生活习惯，改掉一些不良动作或习惯性动作，减少夜生活。
④ 对由于一些疾病引起的习惯性动作，要及时治疗疾病，以除后患。
⑤ 少吸烟、饮酒，少吃辛辣食物。

面色萎黄

面色萎黄是指面色淡黄，枯槁无泽。在我国南方，多称之为"黄气"。其临床多表现为面色发黄或面呈黄黑色，少泽无华，同时可伴有少气懒言，体乏无力，食少便溏；或四肢不温，小便清长；或喜吃辛辣和油腻食物，口有异味，大便干硬，小便黄等。

病因病机

中医学认为，其病因多为脾胃虚弱，化源不足，营血不能上荣之故；或由于脾气虚弱，水湿内停所致。正如《素问·六节藏象论篇》所说："心者，生之本，神之变也，其华在面。"

治疗方法

健脾益气，升阳退黄。

取穴 （图37）

1. 面部刮痧的5条线路：
①承浆→大迎→颊车→下关→太阳；
②地仓→颧髎→听会→太阳；
③人中→巨髎→听宫→太阳；
④迎香→四白→上关→太阳；
⑤印堂→攒竹→阳白→丝竹空→太阳。
2. 头部任、督二脉。
3. 穴位：百会、脾俞、中脘、三阴交。

方解

1. 面部刮痧的5条线路，可以活血通络，消瘀通滞，调畅经络，益气升阳，有利于消除面部萎黄，令面色红润光泽。

2. 任脉可调理气血，濡养五脏和肌肤；督脉可以鼓舞人体阳气，消除阴霾。二者共同作用，则可以祛除面部萎黄。

3. 百会为督脉之腧穴，可以益气升阳，消除湿热，鼓舞正气；中脘为任脉之腧穴，又是足阳明胃经的募穴和腑会之穴，可以健脾胃，生气血，养肌肤；脾俞是足太阳膀胱经之腧穴，又是脾之背俞穴，具有健脾益气、补血润肤之功效；三阴交为足太阴脾经之腧穴，又是足太阴脾经、足少阴肾经和足厥阴肝经的交会穴，可以调理肝、脾、肾三经的经气，具有益气、活血、祛湿、美颜的作用。诸穴共同作用，则可以祛除面部萎黄，令面色红润美丽。

操作

1. 用鱼形水牛角刮痧板的吻部点穴：百会、颧髎、下关、承浆，每穴点按3～5次。

2. 用方形水牛角刮痧板通任、督二脉：百会→上星→神庭→素髎→人中→承浆→廉泉→天突，可往返刮拭3～5遍。

3. 用鱼形水牛角刮痧板运用面部刮痧手法，按以下线路刮拭3～5遍。

①承浆→大迎→颊车→下关→太阳；
②地仓→颧髎→听会→太阳；
③人中→巨髎→听宫→太阳；

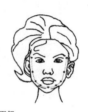

图解：
承浆→大迎→颊车→下关→太阳

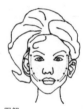

图解：
地仓→颧髎→听会→太阳

图解：
人中→巨髎→听宫→太阳

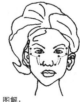

图解：
迎香→四白→上关→太阳

图解：
印堂→攒竹→阳白→丝竹空→太阳

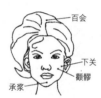

百会
下关
颧髎
承浆

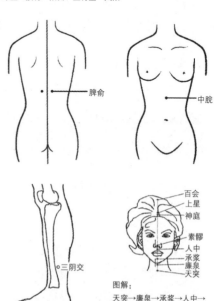

脾俞

中脘

三阴交

百会
上星
神庭
素髎
人中
承浆
廉泉
天突

图解：
天突→廉泉→承浆→人中→
素髎→神庭→上星→百会

图37 面色萎黄刮痧取穴法

④迎香→四白→上关→太阳；

⑤印堂→攒竹→阳白→丝竹空→太阳。

4. 身体刮痧部位：

头部：百会；

腹部：中脘；

背部：脾俞；

下肢：三阴交。

以上部位除百会穴外，其余部位以刮出痧为止。

注意事项

1. 经常锻炼身体。

2. 经常服用黄芪、大枣、花生、淮山药等中药煲汤或煮粥。

3. 多吃新鲜蔬菜、水果，少食辛辣食品和酒酪。

鱼尾纹

一般人到了30岁以后，往往就会在目外眦外侧的太阳穴附近出现细小的线状凹陷，这就是鱼尾纹。一般鱼尾纹除了影响眼部美观外，对人体健康不会有任何其他影响，其只是皮肤开始老化的表示。临床多表现为在目外眦外侧的皮肤上有细小皱纹出现，不易消退，可同时伴有面色少华，体倦乏力，记忆力下降，头晕耳鸣，食欲不振，大便不调等症。鱼尾纹一般多见肤色偏白、皮肤较干者。

病因病机

中医学认为，其病因多为禀赋不足，脾胃虚弱，气血生化乏源，肌肤得不到濡养而干燥，出现皱纹，正如陈自明在《妇人大全良方》中所说："饮食不充，荣卫凝涩，肌肤黄燥，面不光泽。"或思虑过度，心血亏损，心脾两虚，出现早衰及皱纹；或平素不加保养，肺气失宣，皮毛受损。《医参·五脏》曰："肺主皮毛，皱纹多且深则肺衰矣。"

治疗方法

补气益血，滋养肌肤。

取穴 （图38）

1. 穴位：太阳、瞳子髎、丝竹空、中脘、足三里。
2. 局部太阳穴部位面部刮痧。

方解

1. 太阳穴为经外奇穴，具有活血通络、清热泻火的作用；瞳子髎是足少阳胆经之腧穴，又是手太阳小肠经、手少阳三焦经和足少阳胆经的交会穴，可以清热除湿，排毒泻火，排出体内代谢产物；丝竹空是手少阳三焦经之腧穴，可通调三焦经之气机，清泻肝胆之毒素，是消除鱼尾纹之要穴；中脘是任脉之腧穴，又是足阳明胃经的募穴和腑会穴，可以健脾和胃，益气养血，润肤；足三里是足阳明胃经之腧穴，又是足阳明胃经之合穴，阳明经多气多血，故可调补气血。诸穴合用，可补气血，排毒素，润肌养肤，消除鱼尾纹。

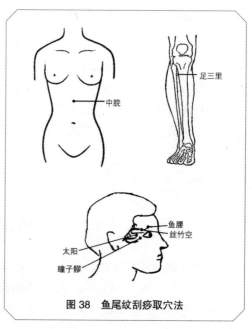

图38 鱼尾纹刮痧取穴法

2. 局部鱼尾纹较深重部位刮痧，可以活气血，通经络，直达病所。

操作

1. 先用鱼形刮痧板在两侧颞部采用点、按、刮、压、拍等手法进行刮痧梳理。手法要轻、柔、飘。
2. 刮痧部位：

用鱼形水牛角刮痧板刮拭面部的太阳、瞳子髎、丝竹空，可刮拭3～5遍，以有热感为度，不必出痧。

用方形水牛角刮痧板刮拭腹部的中脘穴、四肢的足三里穴，可刮拭出痧为止。

注意事项

① 改掉一些会使皱纹增加的不良习惯。

② 注意预防日光曝晒，外出打伞或戴遮阳帽；同时减少在电脑屏幕前的时间，

做好对屏幕辐射的防护。

3 每周定期做皮肤补水护理。

4 晚上按时休息，避免熬夜。

皱眉纹

皱眉纹，又称为眉心纹、川字纹。是指以两眉头之间（即印堂处），出现凹陷形皱纹为特征的皮肤病。皱眉纹一般出现较早，在25岁左右就可出现，且随着年龄的增加，会逐渐加深。其临床多表现为眉宇间皱纹明显，呈"川"字样，不可复原，同时伴有皮肤色泽较深，毛孔粗大，平日多喜食辛辣厚味，口有异味，心中烦闷，易忧愁恼怒，女性可伴有月经不调等症。其皮肤多厚，不易过敏。

病因病机

中医学认为，其病因多为七情不调，郁闷喜思，令气机不畅，气血不能濡养面部肌肤；或脾胃虚弱，运化失司，气血化生乏源，肌肤失养；或饮食不节，嗜食辛辣或偏食，令脏腑偏盛偏衰，而损伤面部肌肤。《素问·盛气通天论篇》曰："味过于酸，肝气以津，脾气乃绝；味过于咸，……心气抑；味过于甘……肾气不衡；味过于苦，脾气不濡，胃气乃厚。"

治疗方法

活血通络，润肌养肤。

取穴（图39）

1. 印堂、攒竹、神庭。

2. 阿是穴。

3. 按以下线路面部刮拭：

①印堂→攒竹→鱼腰→丝竹空→太阳；

②印堂→神庭→上星→百会。

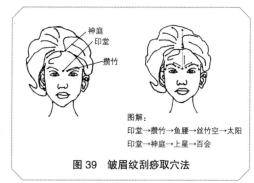

图解：
印堂→攒竹→鱼腰→丝竹空→太阳
印堂→神庭→上星→百会

图 39　皱眉纹刮痧取穴法

方解

1. 印堂穴为经外奇穴，有清降虚火、滋润肌肤之功效，是除眉间皱纹的常用穴；

攒竹为足太阳膀胱经之腧穴，可以通经活络消风，调畅经气，令经气聚集，有利于该处肌肤的代谢机能；神庭为督脉之腧穴，可以鼓舞经气，濡养筋肉。诸穴共同作用，则可以补气血，养肌肤，散风邪，消皱纹。

2. 阿是穴，可以直达病所，消除皱纹。

3. 按以上2条线路面部刮痧，可以通畅经络，调畅气血，驱除外邪，濡养皮肤。

操作

1. 点穴：印堂、攒竹、神庭，每穴30次。

2. 在皱纹深处阿是穴，用鱼形刮痧板用刮、摩、揉等手法由内而外刮痧。

3. 用水牛角鱼形刮痧板按以下线路刮痧，反复刮拭3～5遍。

①印堂→攒竹→鱼腰→丝竹空→太阳；

②印堂→神庭→上星→百会。

注意事项

① 注意保护皮肤，定期做护理保养。

② 端正心态，调整心情，遇事不要眉头紧锁。

③ 对于患有鼻炎等疾病者，应及时治疗。

鼻唇纹

鼻唇纹，是指在口周两旁，鼻唇部位，出现的凹陷纹理。当表情肌松弛后，该处仍不能恢复正常，凹陷纹理仍存在，久而久之，凹陷纹理还会逐渐加深，永久存在。鼻唇纹是皮肤老化的一种表现形式，一般随着年龄的增大，而渐渐出现，并逐渐加深。其临床多表现为鼻唇纹明显，并永久存在，同时可伴有面颊部肌肉明显下垂，体倦乏力，神疲气短，嗜睡嗜卧，腰膝酸软、腹胀纳呆等症。

病因病机

中医学认为，其病因多为体质虚弱，脾胃运化失健，气血不能化生，面颊部肌肉失去濡养而下垂，从而出现鼻唇纹。《灵枢·阴阳二十五人》指出："血气皆少……，两吻多画。"或由于肝肾阴虚，肌肤失养所致。

治疗方法

疏通经络，滋润肌肤。

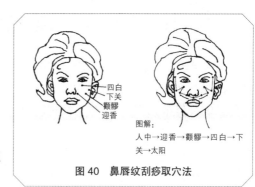

图解：
人中→迎香→颧髎→四白→下
关→太阳

图40　鼻唇纹刮痧取穴法

取穴 （图40）

1. 迎香、颧髎、四白、下关。
2. 阿是穴。
3. 按以下经络线路刮拭：人中→迎香→颧髎→四白→下关→太阳。

方解

1. 迎香穴是手阳明大肠经之腧穴，又是手、足阳明经的交会穴，可以清热解毒，调理气血；颧髎为手太阳小肠经之腧穴，又是手太阳与手少阳的交会穴，可以促进气血的运行和外邪的驱逐；四白为足阳明胃经腧穴，可以通络活血，祛风除皱；下关为足阳明胃经之腧穴，又是足阳明与足少阳的交会穴，可以疏通经络，补益气血，荣养肌肤。诸穴共同作用可以通经络，活气血，养肌肤，除皱纹。
2. 阿是穴，可以加强局部气血运行，改善局部营养，消除外邪，滋润肌肤。
3. 按线路在鼻唇沟附近刮拭，可以清泻阳明之毒邪，补益气血，濡养肌肤。

操作

1. 点穴：迎香、颧髎、四白、下关，每穴点30次。
2. 在阿是穴处用水牛角鱼形刮痧板用刮、揉、摩、拍等手法由内到外进行刮拭。
3. 用水牛角鱼形刮痧板在以下线路刮拭，反复刮拭5～7遍。
人中→迎香→颧髎→四白→下关→太阳。

注意事项

1. 克服不良生活习惯，不吸烟、饮酒。
2. 定期做面部护理。
3. 对于鼻唇纹过早出现者，应到医疗单位检查肠胃是否正常。
4. 外出注意防晒，可打伞或戴遮阳帽。
5. 经常运动，呼吸新鲜空气。
6. 生活要有规律，睡眠要充足，避免熬夜。

颈部皱纹

颈部皱纹，是指随着人年龄的增加，皮肤渐渐出现老化，颈部的皮肤出现较深的褶子，并不能消失复原，久之则成永久性的颈部皱纹，这亦是机体老化的征象。其临床多表现为颈部出现数条皱纹，纹理较深，颈部肌肉出现松弛和下垂，多伴有少气懒言，倦怠乏力，失眠多梦，心悸，食少纳呆，大便不调等。

🯄 病因病机

中医学认为，其病因多为脾胃虚弱，气血无以化生，肌肤失去气血之濡养，故出现松弛、早衰、皱纹，正如《望诊遵经》曰："皮肤润泽者，太阴气盛，皮毛枯槁者，太阴气衰。"或因饮食不节，饥饱失常，挑食偏嗜，令脾胃升降失常，生湿生热，令肌肤因浸淫而少弹性、下坠；或因颈部劳逸过度，过劳则伤筋骨，过逸则气血不畅，肌肤柔软而失张力，以致颈纹出现。

🯄 治疗方法

通经活络，濡润肌肤。

取穴 （图 41）

1. 风池、翳风、扶突、天牖、血海、三阴交、足三里。
2. 阿是穴。

方解

1. 风池为足少阳胆经之腧穴，又是足少阳胆经与阳维脉的交会穴，可以清肝泻胆，清除机体代谢产物；翳风是手少阳三焦经的腧穴，也是手、足少阳经的交会穴，可以疏导少阳之经气，有利于颈部邪气的清除；扶突为手阳明大肠经之腧穴，可以泻火解毒；天牖为手少阳三焦经之俞穴，可以通调三焦经之经气，泻热、解毒、通络；血海为足太阴脾经之腧穴，具有健脾益气、活血凉血、

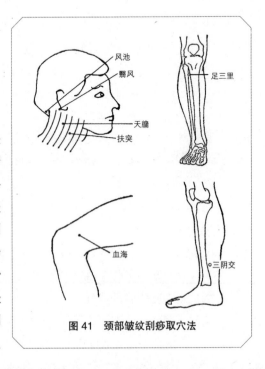

图 41　颈部皱纹刮痧取穴法

祛湿清热的功效；三阴交为足太阴脾经之腧穴，又为足太阴、足少阴、足厥阴之交会穴，可以益气养血，活血消瘀，清热除湿；足三里为足阳明胃经之腧穴，也是足阳明胃经的合穴，可以补气补血，补充皮肤所需之营养。诸穴共同作用可养肌润肤，消除皮肤代谢产物，加强皮肤纤维组织功能，消除颈部皱纹。

2. 阿是穴，可以直达病所，有利于皱纹的消除。

操作

1. 点穴：风池、翳风、扶突、天牖，每穴点30次。

2. 用三角形水牛角刮痧板的弧形边，在皱纹较多的阿是穴部位周围，从上向下刮拭。力度不可太大，并可采用摩、游、托、拍、提等多种手法，刮拭约5～10遍。

3. 用长方形水牛角刮痧板在以下穴位刮痧：

下肢：血海、足三里、三阴交。

注意事项

① 养成定期做颈部护理的习惯。

② 冬天做好颈部保暖；夏日做好颈部防晒。

③ 做好颈椎病和新陈代谢系统疾病的预防。

脸部赘肉

脸部赘肉，是指面部肌肉丰满，两腮部肌肉肥厚，而且有下垂。一般除影响美观外，对人体无其他影响。其临床多表现为面部肥大，腮部多有赘肉，肉多松弛，同时可伴有面色红润，身体强壮，食欲甚佳，或少气懒言，不耐劳作，喜零食和茶饮，大便不调等。一般多见于肥胖之人。《灵枢·逆顺肥瘦篇》曰："血气充盛，肤革坚固……此肥人也。"

病因病机

中医学认为，其病因多为饮食不节，过食肥甘肥厚之品，以致湿热内蕴，聚积成膏脂痰浊内蓄，而成赘肉。《素问·奇病论篇》曰："数食甘美而多肥也。"或因遗传因素，禀赋而成。《灵枢·阴阳二十五人》曰："水形之人……其为人黑色，面不平，大头，廉颐，小肩，大腹……下尻长，背延延然。"亦或因脾肾阳虚，水湿不化，痰浊内生，蓄于肌肤，故而面胖肉赘。

治疗方法

健脾祛湿，活血消脂。

取穴 （图42）

1. 穴位：颧髎、巨髎、地仓、颊车。
2. 阿是穴。
3. 按以下线路进行面部刮痧：

①承浆→大迎→下关→太阳；

②地仓→颧髎→上关→太阳；

③人中→迎香→四白→听宫→太阳。

方解

1. 颧髎是手太阳小肠经之腧穴，又是手太阳、手少阳经的交会穴，有清热、凉血、排毒的作用；巨髎是足阳明胃经之腧穴，又是胃经与阳跷脉的交会穴，

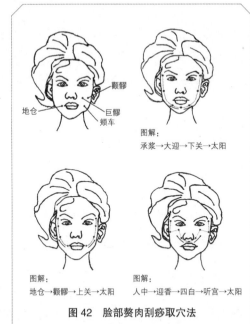

图解：
承浆→大迎→下关→太阳

图解：
地仓→颧髎→上关→太阳

图解：
人中→迎香→四白→听宫→太阳

图42　脸部赘肉刮痧取穴法

可以补益气血，活跃肌肤细胞；地仓亦为足阳明胃经之腧穴，又为手足阳明经和阳跷脉的交会穴，可以活血通络，补气血，润肌肤；颊车是足阳明胃经的腧穴，可以使气血经络通畅。诸穴共同作用，可通经络，养气血，润肌肤，除毒素，令皮肤细胞活跃，而达消赘瘦脸之目的。

2. 阿是穴，可直达病所。

3. 在面部按以上3条线路刮痧，可以通经络，活气血，补充营养，消除多余脂肪，清除毒素。

操作

1. 点穴：颧髎、巨髎、地仓、颊车，每穴30下。
2. 面部阿是穴（肥大部位）采用托、按、震颤、拍打等手法。
3. 运用刮痧手法在面部以下线路刮痧，每次刮拭5～7遍。

①承浆→大迎→下关→太阳；

②地仓→颧髎→上关→太阳；

③人中→迎香→四白→听宫→太阳。

⚇ 注意事项

① 注意饮食、切勿暴饮暴食。
② 可定期做皮肤护理，做面部美容瘦脸，多采用手法操作。
③ 使用瘦脸收紧面膜。

双下巴

双下巴，多是指肥胖之人，下巴叠层而出赘肉，使人远远望去，似有多个下巴。其临床多表现为人体肥胖，头大，颈项肌肉厚肥坚实，下巴呈双层状，同时可伴有食欲佳，饮食量大，精力充沛，喜锻炼；或肉肥厚但松弛，皮肤白皙，体倦乏力，胸闷，苔腻；或体肥、面肥、下巴双层，但四肢不温，腹胀便溏，颜面浮肿等。

⚇ 病因病机

中医学认为，其病因多为饮食不节，过食辛辣、肥厚之品，令脾胃湿热内蕴，膏脂痰浊内生，而见体肥、头大、下巴双；或脾虚食少，脾不健运，水湿内生，湿浊阻滞经脉，而瘀滞成脂；或脾肾阳虚，水湿不化，蓄于肌腠而成脂成膏，瘀结于下颌，则成双下巴。

⚇ 治疗方法

疏通经络，消脂化湿。

(取穴) （图43）

1. 穴位：廉泉、翳风、颊车、关元、脾俞。

2. 阿是穴。

3. 局部面部刮痧。

(方解)

1. 廉泉是任脉之腧穴，又是任脉与

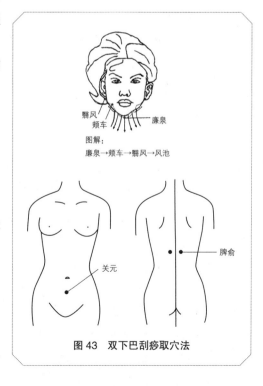

翳风
颊车　　　廉泉
图解：
廉泉→颊车→翳风→风池

关元

脾俞

图43　双下巴刮痧取穴法

阴维脉的交会穴，可以调补气血，濡养肌肤；翳风是手少阳三焦经之腧穴，又是手、足少阳经的交会穴，可以将代谢产物排出体外；颊车是足阳明胃经之腧穴，可以调畅经络气血，促进气血对肌肤的滋养；关元是任脉的腧穴，也是小肠的募穴，具有培元固本、补益下焦的功效；脾俞是足太阳膀胱经之腧穴，又是脾的背俞穴，脾为气血生化之源，又可运化水湿，故具有补气血、祛湿邪的作用。诸穴共同作用，可通经络，活气血，排毒素，消膏脂，祛湿邪，而使双下巴消失。

2．阿是穴可直达病所，补充该处营养物质，清除代谢产物。

3．局部刮痧可以调理气血，疏通经络，祛除风邪，消减多余脂肪。

操作

1．用鱼形面部刮痧板沿廉泉→颊车→翳风→风池刮拭5～7遍。

2．用点穴、托、拍、震颤等手法在阿是穴处操作；

3．用方形水牛角刮痧板刮拭以下穴位，面部不必刮出痧，应以热感或微红为度；身体部位需刮出痧止。

面部：廉泉、翳风、颊车；

腰部：关元；

背部：脾俞。

注意事项

① 养成定期护理、保养的习惯。

② 适当参加体育锻炼。

③ 可贴敷瘦脸收紧面膜。

眼睛疲劳

眼睛疲劳，是指长时间用眼，造成眼睛视物模糊，或双目无神，甚至昏昏欲睡的样子，休息过后，眼睛又恢复正常，可能会影响人的美貌和精神面貌。其临床多表现为目光无神，视物模糊，眼睛易疲劳，可伴有头晕耳鸣，失眠多梦，久视眼花，心悸神疲，乏力，腰腿酸软等。尤其是在现今的信息化时代，年轻人沉迷于网络、游戏、视频，十分容易造成视疲劳。《灵枢·大惑论》曰："目者，五脏六腑之精也，营卫魂魄之所常营也，神气之所生也。故神劳则魂魄散，志意乱。是故瞳子黑眼法于阴，白眼赤脉法于阳也，故阴阳合传而精明也。"

🧑 病因病机

中医学认为，其病因多为用眼过度，劳伤心神，损耗气血，目失濡养。正如《素问注证发微》曰："久视者必劳心，故伤血。"或因禀赋虚弱，久病体弱，气血亏乏，目失润养。隋代《诸病源候论》曰："脏腑劳伤，血气俱虚，五脏气不足，不能荣于目，故令目暗也。"

🧑 治疗方法

补益肝肾，养阴明目。

取穴　（图44）

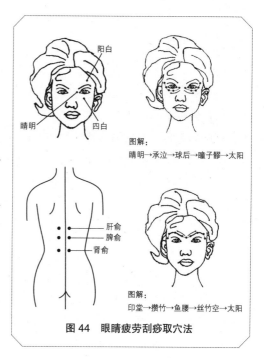

图解：
睛明→承泣→球后→瞳子髎→太阳

图解：
印堂→攒竹→鱼腰→丝竹空→太阳

图44　眼睛疲劳刮痧取穴法

1. 睛明、四白、阳白。

2. 肝俞、脾俞、肾俞。

3. 按以下线路面部刮痧：

①睛明→承泣→球后→瞳子髎→太阳；

②印堂→攒竹→鱼腰→丝竹空→太阳。

方解

1. 睛明穴是足太阳膀胱经之腧穴，又是手足太阳、足阳明、阴跷、阳跷五脉的交会穴，可以通络明目，祛风养血，将五脉之精上注于目；四白是足阳明胃经之腧穴，可以益气补血，濡养肌肤，消风通络，排出毒素；阳白是足少阳胆经之腧穴，又是足少阳与阳维脉的交会穴，可以清除肝胆之热毒，起到净化作用。诸穴共同作用，可以益气养血，明目清热，祛风排毒。

2. 肝俞、脾俞、肾俞皆为足太阳膀胱经之腧穴，肝俞又为肝之背俞穴，肝主藏血，并开窍于目，可供气血之营养于目；脾俞又为脾之背俞穴，脾为气血生化之源，又主运化水湿，可以补充气血，濡养肌肤，又可加强水液代谢，消除眼袋和浮肿；肾俞为肾之背俞穴，肾为先天之本，可以补益精气。诸穴共同作用，可以加强先、后天之功能，令气血充盈、上注于目，预防眼睛疲劳。

3. 按眼周2条线路进行面部刮痧，可以通经络，活气血，补充眼睛所需之营养，从而抗疲劳，显神采。

操作

1. 点穴：睛明、四白、阳白，每穴点30下。

2. 用鱼形刮痧板按以下线路进行面部刮痧，可刮拭5～7遍。

①睛明→承泣→球后→瞳子髎→太阳；

②印堂→攒竹→鱼腰→丝竹空→太阳。

3. 用长方形水牛角刮痧板对背部的肝俞、脾俞、肾俞进行刮痧，以刮至出痧为度。

注意事项

❶ 注重劳逸结合，避免眼睛过度疲劳。

❷ 坚持做眼保健操，保护视力。

❸ 眼睛疲劳时，可瞭望远处绿树和绿地，以消除眼疲劳。

❹ 可用菊花、枸杞泡茶饮，以清肝明目。

皮肤粗糙

皮肤粗糙，亦即为中医所说的"肌肤甲错""肌肤索泽""体无膏泽"，是指皮肤干燥少润，甚至抚之碍手。其临床多表现为肌肤晦暗不华，枯涩粗糙，少润泽，纹理粗重，严重者类似蛇皮，同时可伴有面色晦暗不润，肌肤麻木不仁，女性多伴有月经不调等。《医学纲目》曰："皮肤索泽，即仲景所谓皮肤甲错，盖皮肤涩而不滑泽者是也。"

病因病机

中医学认为，其病因多为气血津液亏虚，肌肤失于濡养，主要和肺脾二脏有关，肺主宣发肃降，通调水道，脾主运化水液，输布津液，肺脾气虚，则津液的生成和敷布出现障碍，故肌肤失养。正如《望诊遵经》所言："皮肤润泽者，太阴气盛，皮毛枯槁者，太阴气衰。"此外，五劳七伤，荣卫受损，亦会令肌肤失养，而使皮肤粗糙。

治疗方法

调理气血，濡润肌肤。

取穴 （图45）

1. 穴位：中脘、滑肉门、合谷、三阴交。

2. 经络：膀胱经。

方解

1. 中脘为任脉之腧穴，又为胃之募穴，脾胃为后天之本，气血生化之源，故有健脾胃、生气血、养肌肤的作用；滑肉门、合谷乃手阳明胃经之腧穴，且合谷为手阳明胃经的原穴，对大肠的消导有重要的调节作用，滑肉门可促进胃的吸收与消化，促进水谷精微等营养物质的吸收，使其对肌肤的营养有源；三阴交为足太阴脾经之腧穴，又为足三阴经之交会穴，具有促进血液循环的作用。诸穴共同作用，可使气血条达，肌肤得养。

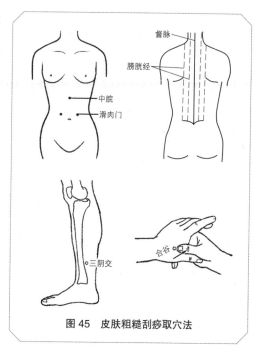

图45 皮肤粗糙刮痧取穴法

2. 膀胱经具有通调水道、调节水液代谢的作用，可以迅速将生理代谢产物排出体外，加快气血运行，畅通经络，令肌肤细腻润泽。

操作

1. 用长方形水牛角刮痧板的尖端点穴：中脘、滑肉门、合谷、三阴交，每穴点30次。

2. 用长方形水牛角刮痧板对以下部位的穴位刮痧：

腹部：中脘、滑肉门；

上肢：合谷；

下肢：三阴交。

3. 用长方形水牛角刮痧板沿膀胱经刮拭，由轻到重，直至出痧。

4. 隔日1次，15次为1个疗程，疗程间可休息5日。

注意事项

1. 平日多食含汁较多的水果。
2. 注意饮食营养，可多食芝麻、核桃、瓜子、红枣、桂圆肉等。
3. 少吃一些辛辣和刺激性的食物及烟、酒、浓茶、浓咖啡等。
4. 适当补充维生素A。
5. 冬天加强对皮肤的保护。

皮肤老化

当人们随着年龄的增加，特别是年过30岁以后，皮肤也不可避免地慢慢出现老化，主要表现为皱纹由时隐时现而逐渐加深，肌肤由柔嫩、光滑、富有弹性，也渐渐变得干燥、粗糙、无泽、弹性减弱，在临床上同时还可伴有记忆力下降，反应迟钝，失眠多梦，神疲乏力，腰膝酸软，免疫力下降等症状。

病因病机

中医学认为，其病因主要为肾之精气虚衰。肾脏所藏之精是人身阴阳气血之本，对人体的生长、发育、衰老起着决定性的作用。肾精的亏虚，将会直接导致肌肤出现老化。另外，脾胃为后天之本，脾胃虚弱则会使气血生化之源不足，不能荣养肌腠，进而加快皮肤老化；或情志不畅，饮食失节等亦可阻滞经络，令气血运行不畅，肌肤失养，出现肌肤日益老化的表现。

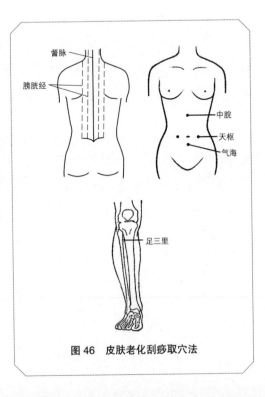

图46 皮肤老化刮痧取穴法

治疗方法

调理气血，滋养肌肤。

取穴 （图46）

1. 经络：背部膀胱经。

2. 穴位：中脘、天枢、气海、足三里、三阴交。

方解

1. 膀胱经的主要作用是化气行水，以保障气血津液化生和糟粕的排出，使水谷精微等营养物质得以敷布，令五脏六腑、四肢百骸、肌肤四末得以濡养，促进细胞的更生，提高皮肤的新陈代谢能力。

2. 中脘为任脉之腧穴，又为胃之募穴，胃为水谷之海，令气血生化有源，可以健脾胃、生气血、养肌肤；天枢为足阳明胃经之腧穴，又为大肠之募穴，阳明经多气多血，可促进气血化生；气海为人体真元之气汇集处，"气行则血行""气为血之帅"，故可加强血液运行；足三里为足阳明胃经之腧穴，又为其合穴，有补虚强壮、旺盛后天、振奋脏腑功能、鼓舞气血生化有源之作用。诸穴共同作用，则气血得以生化，肌肤得以濡养。

操作

1. 先用长方形水牛角刮痧板刮拭背部膀胱经，由上而下3～5遍。

2. 再用刮痧板尖端点穴：中脘、天枢、气海、足三里、三阴交，力度由轻渐重，直至出痧止。

3. 每周治疗2次。

注意事项

1 保持乐观情绪，心胸豁达。
2 饮食应多样化，保证营养的均衡。
3 少食辛辣等刺激性食物。
4 注重劳逸结合，生活要有规律。
5 做好皮肤的护理，定期做养护。

妊娠纹

在经产的妇女以及一些过于肥胖者的小腹，多在肚脐以下，腹股沟以上部位，出现银白色纹理，或如线宽，或如绳粗，长短不一，不高出皮肤，多无任何自觉症状，其走向多顺着皮肤纹理，这就是俗称的"妊娠纹"。

女性在怀孕时，由于腹部增大，而使得腹部皮下弹力纤维因张力过大而造成断裂，出现淡红色或紫红色不规则的裂纹和皮肤松弛，同时，也有一些年轻人由于过多摄入高热量食物，出现腹部脂肪沉积过多，局部过胖而造成弹力纤维的断裂；也有一些年轻人发育周期过缓或过快出现纤维的断裂，以致皮下出现白色纹理。

病因病机

中医学认为，其病因多为体质虚弱，气血不足，腹部肌肤失去濡养而缺乏弹性；或脾肾阳虚，气血不能化生，而使腹部肌肤缺少润泽，而令纤维断裂；或由于腹部留有瘀血，阻滞经络，以致腹部肌肤弹性不可恢复。

治疗方法

调养气血，祛瘀生新。

取穴　（图47）

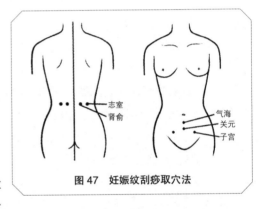

图47　妊娠纹刮痧取穴法

1. 关元、气海、子宫、肾俞、志室。

2. 阿是穴（妊娠纹局部）。

方解

1. 关元为任脉之腧穴，任脉为阴脉之海，李时珍说："女子，阴性也。"女性以血为主，而关元则可鼓阳气，益气血；气海亦为任脉之腧穴，可行气血，养肌肤；子宫穴为经外奇穴，可调整内分泌，有利于皮下纤维组织的恢复；肾俞、志室皆为足太阳膀胱经之腧穴，肾俞又为肾之背俞穴，可以补益肾气，调理气血。诸穴共同作用，则可补益气血，濡养肌肤，恢复生机。

2. 阿是穴，可直达病所，刺激其局部的血液循环，加速血流运行，加快新陈代谢，祛瘀生新。

操作

1. 腹部及背部穴位：

背部：肾俞、志室；

腹部：气海、关元、子宫。

（1）点穴：用长方形水牛角刮痧板的尖端点穴，先背部后腹部，每穴点30次。

（2）刮痧：用长方形水牛角刮痧板的长边刮拭，先轻刮，再逐渐加大力度，直至刮拭出痧痕。

2．阿是穴：

（1）先用长方形水牛角刮痧板的尖端，沿妊娠纹断裂方向点按或用梅花针轻轻叩刺，一般5～6遍。

（2）再用长方形水牛角刮痧板长边，沿妊娠纹断裂方向刮痧，先轻后重，直至出痧止。

3．每周2～3次，10次为1个疗程。

注意事项

① 合理安排饮食，补益气血。
② 平日多食用含有胶原蛋白的食物，如猪蹄等。
③ 经常做健美操，加强腹部锻炼。

眼袋

眼袋，主要是指下眼睑皮肤松弛、浮肿，如袋状下垂，而无任何其他症状。中医则称之为"胞虚如球"。其临床多表现为下眼睑松软下垂，局部隆起如袋状或如蚕状，多上午明显，下午较轻；同时伴有面色发白，少气懒言，体乏无力，食欲不振，腰膝酸软等症。本病多见于中老年人，男女均可罹患，少数人可有家族史。

病因病机

中医学认为，其病因多为禀赋不足，脾肾两虚，或体质虚弱，气血两亏，气血不能上行于面而失于濡养；或脾气不足，脾失健运，水湿内停，滞留于面部脉络而引发本病。

治疗方法

疏通经络，养肌消肿。

取穴 （图48）

1．面部：

（1）穴位：睛明、承泣、四白、太阳、阿是穴（眼袋部位）。

（2）线路：

①睛明→承泣→球后→瞳子髎→太阳；

②迎香→四白→听宫→太阳。

2．身体：

（1）背腹部：关元、气海、水分、脾俞、肾俞；

（2）下肢部：阴陵泉。

方解

1．睛明为足太阳膀胱经的起始穴，具有疏通经络，增强水液代谢的作用；承泣为足阳明胃经的起始穴，阳明经多气多血，故承泣有调理气血、补益气血、营养肌肤的作用；球后为经外奇穴，可以改善局部的气血运行；瞳子髎为足少阳胆经之腧穴，可以迅速将生理代谢产物排出体外；四白为足阳明胃经的腧穴，可以行气活血；太阳为经外奇穴，可清除毒素，净化局部内环境；阿是穴可以直达病所。诸穴共同作用，则可补气血，除毒邪，养肌肤，消眼袋。同时，对眼袋附近的2条线路进行刮痧，可以通经络，活气血，排毒素，促进新陈代谢。

2．关元和气海皆为任脉腧穴，具有升阳益气，消除阴邪之作用；水分为任脉之腧穴，可消除体内湿邪；脾俞、肾俞皆为膀胱经之腧穴，又为脾、胃之背俞穴，具有补益先天和后天的作用；阴陵泉为足太阴脾经之俞穴，又为其合穴，具有健脾利湿作用。诸穴共同作用，则可以升阳降浊，补气血，养肌肤，而消除眼袋。

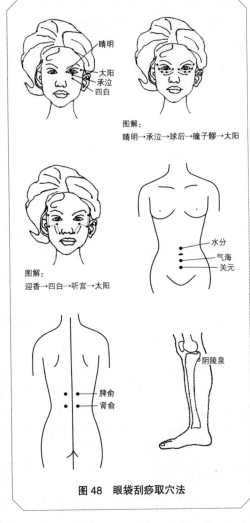

图解：
睛明→承泣→球后→瞳子髎→太阳

图解：
迎香→四白→听宫→太阳

图48　眼袋刮痧取穴法

操作

1．面部：

（1）用鱼形水牛角刮痧板的吻部或尾部采用点、揉、按等手法对面部穴位进行梳理，手法宜轻、飘、柔。

（2）用鱼形水牛角刮痧板的鱼腹部，沿以下线路刮拭5～7遍：

①睛明→承泣→球后→瞳子髎→太阳；

②迎香→四白→听宫→太阳。

2. 肢体：

用长方形水牛角刮痧板按先背部后腹部，先上后下的顺序，刮拭以下穴位，力度宜先轻后重，直至出痧为度。

背部：脾俞、肾俞；

腹部：水分、关元、气海；

下肢：阴陵泉。

👤 注意事项

❶ 饮食注意低盐。

❷ 晚间不宜喝过多水。

❸ 可适当做眼部按摩保健。

乳房下垂

乳房下垂，是指女性乳房前突的长度过大，乳头下垂。乳房的理想位置，应在胸部第2至第6肋之间，乳头位于横平第4肋间隙处。但若乳房下垂，则常表现为乳房前突过长，乳头下垂超过了第4肋间隙；同时伴有乳房松弛，皮肤缺乏弹性和坚实性，面色苍白，体乏无力，食欲不振，月经延后，且量少、色淡，性欲减退等。

👤 病因病机

中医学认为，其病因多为哺乳期过长，乳房过于疲劳，而后天脾胃失司，气血生化不足，乳房失于濡养；或素体虚弱，气血不足，乳房失养；或肝郁气滞，经络阻塞，气血不行，乳房失濡所致。

👤 治疗方法

行气活血，滋养乳房。

取穴　（图49）

膻中、乳根、足三里、中脘。

方解

膻中、中脘皆为任脉之腧穴，膻中又为气会之穴，能理气、活血、通络；中脘又为胃的募穴和腑会之穴，具有健脾胃、生气血、养肌肤的功效。足三里、乳根为足阳明胃经之腧穴，乳根穴具有通经活络、行气解郁的作用；足三里又为足阳明经之合穴，能补虚强壮，鼓舞气血，使生化有源。诸穴合用具有补气、健脾胃之作用，脾胃健运，气血有生化之源，又兼中气得以补养，则乳房自能升举。

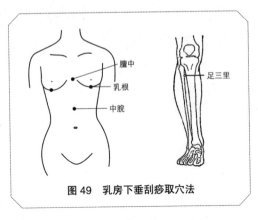

图49 乳房下垂刮痧取穴法

操作

1. 用长方形水牛角刮痧板的尖端对胸腹部的膻中、乳根、中脘穴进行点穴，每穴30次，逐渐加强力度。

2. 用长方形水牛角刮痧板的边长，对上述穴位进行刮拭，直至出痧痕止。

3. 隔日1次，或每周2次，10次为1个疗程。

注意事项

① 调节情志，忌忧思恼怒。

② 佩戴合适乳罩，防止乳房下垂。

③ 进行乳房自我按摩，疏通经络，促进提升。

乳房发育不良

乳房是女性的第二性特征。一般来说，女性在13岁以后，乳房会逐渐发育，进入青春期以后，乳房则发育成半球形，丰腴、坚挺、柔润而富有弹性，呈现出丰满和青春的魅力。但也有一些女性胸部平坦，乳房发育不良。其临床多表现为乳房扁平，且幼小，缺少弹性或干瘪，有的甚至如同男性乳房；同时多伴有少气懒言，腰膝酸软，四肢不温，月经不调或闭经等。

👤 病因病机

中医学认为，其病因多为禀赋不强，先天不足，精血亏乏，不能颐养先天，以致冲任失调；后天脾胃运化失司，气血生化乏源，以致不能濡养乳房，从而使其扁平、过小、发育不良。

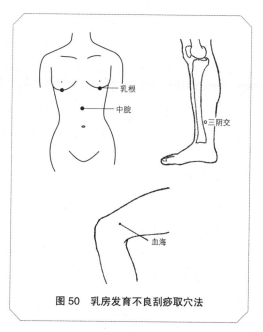

👤 治疗方法

行气活血，滋养乳房。

取穴 （图50）

中脘、乳根、血海、三阴交。

方解

中脘为任脉之腧穴，又为胃之募穴，血海和三阴交是足太阴脾经之腧穴，乳根为足阳明胃经之腧穴，诸穴合用则具有强健脾胃之作用。由于乳房所处位置是胃经所过之处，故脾得以强健，气血自能化生，乳房得以濡养，自可有健胸作用。

图50　乳房发育不良刮痧取穴法

操作

1. 用长方形水牛角刮痧板的尖端对以下穴位点穴，每穴点30次，先轻后重，逐渐加强力度。

胸腹部：中脘、乳根；

下肢部：血海、三阴交。

2. 用长方形水牛角刮痧板的边长，对上述穴位进行刮拭，先轻后重，直至出现痧痕。

👤 注意事项

1 调节情志，忌忧思恼怒。

2 佩戴合适乳罩，防止乳房下垂。

3 进行乳房自我按摩，疏通经络，促进提升。

肥胖症

由于人们生活水平的不断提高，饮食习惯和饮食结构也发生了显著的变化。越来越多的人喜欢摄入高脂肪、高热量的食物，消耗反而逐渐减少，这使许多剩余的热能转变为脂肪储存在体内。又由于人们生活节奏的不断加快，精神压力逐渐增大等原因，又造成人体内分泌失衡，从而导致肥胖。这些肥胖者体重一般超过正常标准的20%，多为单纯性肥胖。也有部分肥胖者有家族史，或伴有糖尿病、心血管疾病和高血压病病史，且有家族史者减肥的效果一般较差。

诊断要点

1. 形体肥胖，赘肉较多，体乏无力，气短嗜睡，多食善饥或喜吃零食，腰酸膝软或女性月经不调，苔腻。

2. BMI（体重指数）超过正常水平$18.5\sim22.9kg/m^2$；大于$23kg/m^2$为超重；大于$30\ kg/m^2$为肥胖。

> **知识拓展**
>
> 世界卫生组织制定的肥胖标准：
>
> 计算公式：BMI（体重指数）= 体重（千克）/身高的平方（米^2）。
>
> 正常标准：BMI为$18.5\sim24.9kg/m^2$；大于$25kg/m^2$为超重；大于$30kg/m^2$为肥胖。
>
> 亚洲正常标准：BMI为$18.5\sim22.9kg/m^2$；大于$23kg/m^2$为超重；大于$30kg/m^2$为肥胖。

3. 形体不匀称、腹部膨隆、虎背熊腰、臀部过于肥大而下垂，或四肢肥大等。

病因病机

中医学认为，其病因多因饮食不节，嗜食肥甘，导致湿热蕴积，热聚肺胃；或久坐久卧，脾失健运，水湿停聚，凝聚成痰，溢于肌肤；亦或缺乏运动，劳逸失调，痰湿停聚而成。清代名医陈修园认为，肥胖"大抵人体素禀丰盛，从无所苦，惟是痰湿颇多。"

治疗方法

通经活络，除湿消脂。

（一）全身肥胖

取穴　（图51）

大椎、腰阳关、中脘、关元、大横、居髎。

(方解)

　　大椎、腰阳关为督脉腧穴，督脉总督一身之阳，可行气血，通经络；中脘、关元为任脉腧穴，中脘又为胃之募穴和腑会之穴，可以健脾胃，促消化，排浊秽；关元又为小肠募穴，可抑制小肠的吸收作用；大横为足太阴脾经腧穴，可健脾除湿，促进排泄；居髎为足少阳胆经之腧穴，可排浊秽，消壅滞。

(操作)

　　1. 点穴：用长方形水牛角刮痧板的尖端或三角形水牛角刮痧板的锐端点穴：大椎、腰阳关、中脘、关元、大横、居髎，每穴点30次。

　　2. 刮痧：用长方形水牛角刮痧板对以下穴位刮痧，隔日1次，10次为1个疗程。

　　背部：大椎、腰阳关；

　　腹部：中脘、关元、大横；

　　侧腹部：居髎。

（二）局部肥胖

1. 腹部肥大

(取穴)　（图52）

　　水分、关元、天枢、足三里。

(方解)

　　水分、关元为任脉腧穴，水分可排除水湿；关元可抑制小肠对营养的吸收，

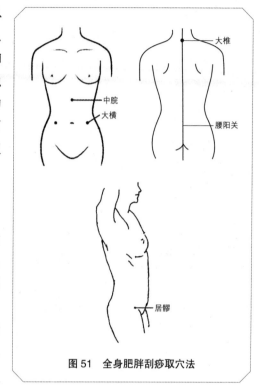

图51　全身肥胖刮痧取穴法

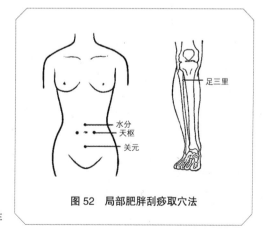

图52　局部肥胖刮痧取穴法

分解腹部脂肪；天枢为足阳明胃经腧穴，又为大肠募穴，可促进大肠蠕动和排出；足三里为足阳明胃经腧穴，可消除腹部脂肪。

操作

（1）点穴：用长方形水牛角刮痧板点穴：水分、关元、天枢、足三里，每穴30次。

（2）刮痧：用长方形水牛角刮痧板对以下穴位从上向下刮痧：

腹部：水分、关元、天枢（双）；

下肢：足三里（双）。

2. 臀部肥大

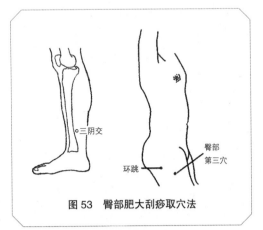

图 53　臀部肥大刮痧取穴法

取穴　（图 53）

环跳、臀部第三穴、三阴交。

方解

环跳为足少阳胆经腧穴，可消脂肪，排浊秽；臀部第三穴为经外奇穴，可分解局部脂肪，促进脂肪代谢；三阴交为足太阴脾经腧穴，又为足三阴经的交会穴，可通经络，行气血，排湿浊。

操作

（1）点穴：用长方形水牛角刮痧板的尖端对以下穴位进行点穴，每穴点30次。

臀部：环跳、臀部第三穴；

下肢：足三里（双）。

（2）用长方形水牛角刮痧板对以下穴位刮拭出痧：

臀部：环跳、臀部第三穴；

下肢：三阴交。

（3）隔日1次，15次为1个疗程。

注意事项

① 注意饮食，不可进食过饱。

② 严格控制脂肪和糖类的摄入，不宜食用巧克力、奶油、浓茶、浓咖啡等。

③ 适当进行体育锻炼，特别是进行有氧运动。

④ 饮食注意多样化，要多吃水果和蔬菜。

⑤ 必须持之以恒，才可收效，不要期望立竿见影，一劳永逸。

Chapter 2

消除瑕疵
还靓丽肌肤

　　损美性疾病，是指有损人的形象美的疾病，这些疾病多表现于外，尤其好发于颜面、头颈、四肢等暴露于外的部位，给人平添了无限的烦恼与困惑。对于这些疾病的治疗，用刮痧施治，有独特疗效之处，既无毒副作用，又可取得预期之效。

酒渣鼻

酒渣鼻，又被称为"玫瑰痤疮"。中医则称之为"酒糟鼻""红鼻子""酒齄""鼻赤"等。是以鼻部发红，鼻准部起紫红色粟疹脓疱，恰如酒渣为特点的皮肤疾患。其临床多表现为鼻部油亮、发红，上有弥漫性红斑，或有红血丝、丘疹、脓疱，饮酒或吃辛辣食物后，鼻部发红加重，严重者鼻部皮肤变为暗红或紫红色，鼻头肥大，皮肤增厚，表面凹凸不平，呈瘤状增生，形似杨梅。本病以中青年男女较为多见，尤其以女性更为多发。

病因病机

中医学认为，其病因多为饮食不节，嗜食肥甘厚味以及酒酪油腻之品，以致湿热内蕴，热邪熏蒸鼻面，又被风寒之邪外袭，凝滞于肤。湿热之邪壅阻经络，以致气血不通，肌肤失养。清代吴谦的《医宗金鉴·外科心法要诀》曰："此证生于鼻准头及鼻两边。由胃火熏肺，更因风寒外束，血瘀凝结，故先红后紫，久变为黑，最为缠绵。"

治疗方法

活血通经，泄热养肤。

取穴 （图 54）

1. 素髎、迎香、印堂、合谷、三阴交。

2. 鼻部阿是穴。

3. 按以下线路刮拭：

①素髎→印堂→上星→百会；

②素髎→迎香→颧髎→下关→太阳。

方解

1. 素髎是督脉之腧穴，可以通经络，升阳气，活气血，排热毒；迎香是手阳明大肠经之腧穴，又为手、足阳明之交会穴，具有清热散风之功效；印堂

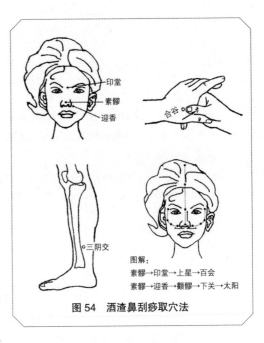

图解：
素髎→印堂→上星→百会
素髎→迎香→颧髎→下关→太阳

图 54　酒渣鼻刮痧取穴法

为经外奇穴，有清降火气之作用，是治疗鼻疾之要穴；合谷是手阳明大肠经之腧穴，又是其原穴，可以清降大肠所蕴之积热；三阴交是足太阴脾经之腧穴，又是足太阴、

足厥阴、足少阴之交会穴，具有凉血、活血、散瘀、通络的作用。诸穴共同作用，可以活血通络，清热除湿，以达治愈之目的。

2. 鼻部阿是穴，可以直接作用患处，直达病所。

3. 按以上线路在鼻部附近刮拭，可以通经络，活气血，清热邪，除湿毒。

操作

1. 点穴：素髎、迎香、印堂、合谷、三阴交，每穴30次。

2. 在鼻部阿是穴用刮、摩、揉等法刮痧。

3. 用鱼形水牛角面部刮痧板按以下线路刮拭5～7遍：

①素髎→印堂→上星→百会；

②素髎→迎香→颧髎→下关→太阳。

4. 用长方形水牛角刮痧板对以下穴位刮痧，刮拭以出痧为度。

手部：合谷；

足部：三阳交。

注意事项

❶ 注意改变饮食结构，少吃辛辣、油腻食物，少饮酒，多吃蔬菜、水果。

❷ 冬天注意鼻部保暖，洗脸最好用温水或在温水中加入少许醋。

❸ 可用中药颠倒散外敷鼻部。

暗疮

暗疮，是一种皮脂腺的慢性炎症。中医则称其为"酒刺""肺风粉刺""面疱"等。其临床多表现为在面部或胸背等处有疙瘩丛生，或小如粟米，或大如黄豆，上有黑头或白头，挤后可有线状膏脂排出，严重者可有脓疱、硬结、红肿、压痛，破溃后出脓汁，可结痂。隋代巢元方的《诸病源候论》曰："面疱者，谓面上有风热气生疱，头如米大，亦如谷大，白色是也。"本病多见于青春期的男女。

病因病机

中医学认为，本病多因饮食不节，过食肥甘厚味，以致湿热蕴积肠胃，湿热之邪上蒸发于头面；或肺热壅盛，复感外邪，聚积成热成邪；或体内血热，外受冷水渍洗，以致血受寒则凝，凝聚阻络，酿成本病。《医宗金鉴》云："此证由肺经血热而成。每发于面鼻，起碎疙瘩，形如黍屑，色赤肿痛，破出白粉汁。"

辨证分型

（一）血热型

暗疮多分布在额、颊、鼻旁、胸背等处，多发于油性或混合性皮肤，皮肤毛孔较粗大，暗疮可有硬结和红晕，颗粒较大，有压痛，女性月经前可加重，月经后减轻。此证型者夏季多被蚊虫叮咬。

治疗方法

凉血祛疮。

取穴 （图 55）

1. 主穴：上星、印堂、迎香、颧髎、太阳、大椎、身柱、曲池、三阴交、阿是穴。

2. 配穴：合谷、列缺、血海。

3. 按以下线路进行刮拭：

素髎→神庭→上星→百会；

印堂→攒竹→阳白→丝竹空→太阳；

迎香→四白→上关→太阳。

方解

1. 主穴：上星为督脉腧穴，可以通阳解表，疏散风邪；印堂、太阳为经外奇穴，可以疏通局部气血，消散面部风热之邪；颧髎为手太阳小肠经腧穴，又为手太阳、手少阳经的交会穴，具有通络、凉血、祛湿的作用；大椎为督脉腧穴，可以通经活络，凉血活血，清热解毒；身柱亦为督脉腧穴，可以清热、凉血、解毒；曲池为手阳明大肠经腧穴，具有清热凉血、祛风止痒之功效；三阴交为足太阴脾经之腧穴，又为肝、脾、肾之交会穴，可以活血通络；阿是穴可以直达病所。诸穴共同作用，则可

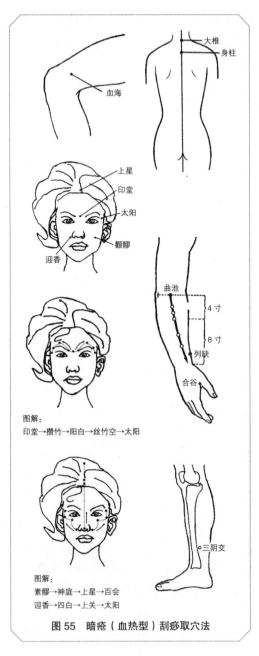

图解：
印堂→攒竹→阳白→丝竹空→太阳

图解：
素髎→神庭→上星→百会
迎香→四白→上关→太阳

图 55　暗疮（血热型）刮痧取穴法

凉血活血，清热解毒，祛疮。

2. 配穴：合谷为手阳明大肠经之腧穴，又为其原穴，具有清热、凉血、解毒之功效，"面口合谷收"，故对面部疾患有特效；列缺为手太阴肺经之腧穴，又为其络穴和八脉交会穴之一，通于任脉，肺主皮毛，故可用于面部疾患，加强疗效；血海为足太阴脾经腧穴，可以活血清热，有助于主穴的消疮作用。

3. 刮拭线路：对以上面部3条线路刮拭，可以疏通经络，调畅气血，祛除外邪，荣养肌肤。

操作

1. 点穴：上星、印堂、迎香、颧髎、太阳、大椎、身柱、曲池、三阴交、阿是穴，每穴点30次。

2. 面部刮痧：用鱼形水牛角刮痧板按以下线路刮拭，对阿是穴由内到外采用摩、揉、按、拍等手法进行刮拭，对暗疮处可用力稍大。一般刮拭5～7遍。

①素髎→神庭→上星→百会；

②印堂→攒竹→阳白→丝竹空→太阳；

③迎香→四白→上关→太阳。

3. 刮痧：用长方形水牛角刮痧板对以下穴位刮痧，应以出痧为度。

上肢：曲池；

下肢：三阴交；

背部：大椎、身柱。

（二）湿热型

多为脾胃内蕴湿热所致。此证型一般暗疮反复发作，时好时坏，多见较大颗粒，有硬结或脓液，挤压后部分人会留下凹凸洞瘢痕。多见于混合性或油性皮肤者，个别敏感性皮肤者也会出现。女性可伴有月经不调，白带较多，或带下色黄，外阴瘙痒等。一般湿热型暗疮多出现在口周或下颌及面颊处。

治疗方法

排毒清疮。

取穴 （图56）

1. 主穴：印堂、迎香、巨髎、下关、太阳、大椎、脾俞、胃俞、三阴交、阿是穴。

2. 配穴：足三里、内庭、委中。

3. 按以下线路刮试：

①地仓→颧髎→听会→太阳。

②承浆→大迎→颊车→下关→太阳。

方解

1. 主穴：印堂为经外奇穴，可以改善局部气血运行，并可清热凉血；迎香为手阳明大肠经腧穴，可以疏风清热，活血凉血；巨髎、下关为足阳明胃经腧穴，巨髎又是胃经与阳跷脉的交会穴，下关又为足阳明、足少阳的交会穴，二穴可以清泻阳明经之湿热；太阳为经外奇穴，可以清热凉血，通经活络；阿是穴可以直达病患处；大椎为督脉腧穴，可以益气升阳，祛除风湿之邪，并可清热凉血；脾俞和胃俞皆为足太阳膀胱经的腧穴，可以健脾益气，祛除湿热；三阴交为脾经之腧穴，可以通经络，活气血。诸穴共同作用，可达清热祛湿、活血通络、清疮之效。

2. 配穴：足三里为足阳明胃经之腧穴，又是其合穴，阳明经多气多血，故足三里可以清热凉血，调理气血；内庭亦为足阳明胃经腧穴，可以清热利湿；委中穴为足太阳膀胱经之腧穴，可以清热除湿，是治疗皮肤疾患的常用穴。诸配穴同用，可以协助主穴清热祛湿，以收除疮之功。

3. 刮拭线路：沿以上2条线路在面部刮拭，则可通畅经络，调和气血，祛除风湿，解毒退疮。

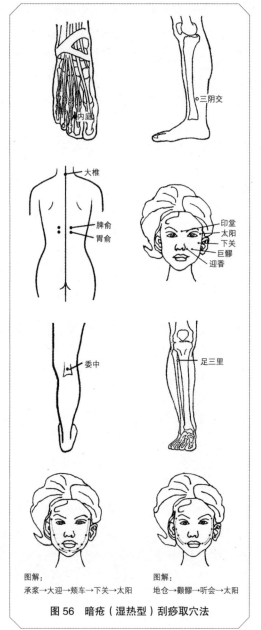

图解：
承浆→大迎→颊车→下关→太阳

图解：
地仓→颧髎→听会→太阳

图 56　暗疮（湿热型）刮痧取穴法

操作

1. 点穴：印堂、迎香、巨髎、下关、太阳、大椎、脾俞、胃俞、三阴交，每穴点30次。

2．面部刮痧：用鱼形水牛角面部刮痧板按以下线路刮拭5—7遍。在阿是穴由内到外刮拭，选用摩、揉、刮、拍等手法。

①地仓→颧髎→听会→太阳；

②承浆→大迎→颊车→下关→太阳。

3．对以下穴位刮痧，以刮至出痧为度。

背部：大椎、脾俞、胃俞；

下肢：三阴交。

（三）肺热型

肺热型暗疮多出现在额部或鼻旁、面颊部，颗粒较小，但坚硬，可有白头或黑头，散在或密集，反复发作。一般可伴有小便黄，大便秘结或几日一行，口中可有秽浊之气，喜食辛辣食物，作息无规律。此型多见于干性皮肤或中性皮肤。

🧍 治疗方法

清热除疮。

取穴　（图57）

1．主穴：印堂、四白、阳白、颧髎、迎香、合谷、大椎、肺俞、胃俞。

2．配穴：足三里、大肠俞、曲池、大横。

3．按以下线路刮拭：

①人中→迎香→四白→听宫→太阳；

②地仓→颧髎→上关→太阳。

方解

1．主穴：印堂为经外奇穴，可以祛风清热凉血，改善局部气血；四白为足阳明胃经腧穴，可以清热祛风除湿；阳白为足少阳胆经俞穴，可以除肝胆湿热；

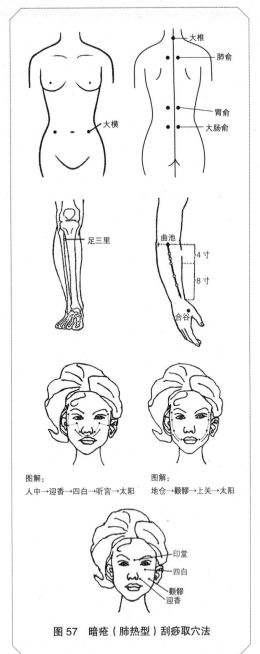

图57　暗疮（肺热型）刮痧取穴法

颧髎为手太阳小肠经腧穴，可以调和局部气血，疏散风热之邪；迎香和合谷皆为手阳明大肠经腧穴，迎香可以祛除风热，合谷可以行气活血，以治面上之疾患；大椎为督脉腧穴，可清热泻火，凉血活血，以清面部风热之邪；肺俞、胃俞皆为足太阳膀胱经腧穴，可以清肺胃之火，以达泻热清疮之作用。

2．配穴：足三里乃足阳明胃经之腧穴，又是其合穴，可以清面部阳明经之邪热；大肠俞是足太阳膀胱经腧穴，又是大肠之背俞穴，可以泻大肠中实火，以泻热通便；曲池为手阳明大肠经之腧穴，可以疏风清热，以清肺之壅热；大横为足太阴脾经之腧穴，可以益气除湿，同时可清肠通便。诸穴可助主穴清泻肺热、消除风邪，以除暗疮。

3．刮拭线路：在面部沿以上2条线进行刮拭，可以通经络，活气血，散风热之邪，以消除暗疮。

1．点穴：印堂、四白、阳白、颧髎、迎香、合谷、大椎、肺俞、胃俞，每穴点30次。

2．面部刮痧：用鱼形水牛角刮痧板按以下线路刮拭，共刮拭5～7遍；在阿是穴部位用鱼形刮痧板由内到外刮拭，可采用揉、摩、刮、按及揉刮、摩游等手法操作。

①人中→迎香→四白→听宫→太阳；

②地仓→颧髎→上关→太阳。

3．刮痧：用长方形水牛角刮痧板对以下穴位刮痧，以刮拭出痧为度。

上肢：合谷；

背部：脾俞、胃俞。

👤 注意事项

① 忌食辛辣、油腻食物及饮浓茶、浓咖啡、冰淇淋。

② 多吃青菜、水果，少吃甜品。

③ 不可用手挤压暗疮，以免感染。

④ 用温水洗脸，不可用碱性太强的肥皂，可选用硫磺皂。

⑤ 保持大便畅通。

⑥ 作息规律，避免熬夜。

黄褐斑

黄褐斑，中医称其为"蝴蝶斑""黧黑斑"等名，是以面部生面积大小不等的黄褐色、淡褐色斑片，不高出皮肤为特征的皮肤病。其临床多表现为面部生褐色斑片，或浅或深，大小不等，随时间而逐渐蔓延扩大，融合成片，或如蝴蝶，或如地图，边界清楚，压之不退，与皮肤平，无任何自觉症状。明代《外科正宗》曰："黧黑斑者，……以致火燥结成斑黑，色枯不泽。"

病因病机

中医学认为，其病因多为情志不调，肝郁气滞，气血失和；或脾虚湿盛，运化失司，湿邪蕴络；或房室不节，肾阴亏虚，虚火上炎，肌肤失养，血瘀停滞而成褐斑。

辨证分型

（一）肝郁型

斑片多呈深褐色或灰褐色，对称分布于鼻梁、颧、额部。多性情急躁易怒或忧虑抑郁，胸胁胀满，喜叹息，多伴有痛经或月经不调，经色多紫暗黏稠，有血块。

治疗方法

疏肝净斑。

取穴 （图58）

1．主穴：素髎、印堂、颧髎、四白、阳白、上关、太阳、肺俞、太冲、三阴交、阿是穴。

2．配穴：肾俞、血海、大杼、大椎。

3．按以下线路刮拭：

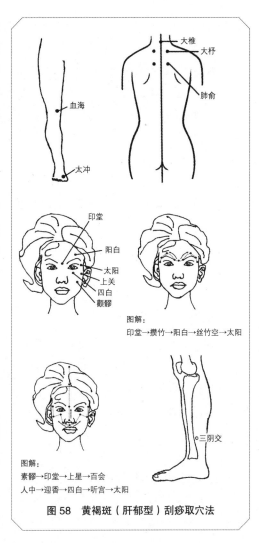

图解：
印堂→攒竹→阳白→丝竹空→太阳

图解：
素髎→印堂→上星→百会
人中→迎香→四白→听宫→太阳

图58 黄褐斑（肝郁型）刮痧取穴法

①素髎→印堂→上星→百会；

②人中→迎香→四白→听宫→太阳；

③印堂→攒竹→阳白→丝竹空→太阳。

【方解】

1．主穴：素髎为督脉之腧穴，可以鼓阳气，通经络，散瘀结；印堂为经外奇穴，可以祛邪通络；颧髎为手太阳小肠经腧穴，可以通经络，活气血；四白为足阳明胃经腧穴，多气多血，可以行气血；阳白、上关皆为足少阳胆经腧穴，可以疏肝理气，调和气血；太阳为经外奇穴，可以通络，活血，凉血，改善局部血运；肝俞属足太阳膀胱经，可以滋补肝肾，调理气血；太冲为足厥阴肝经腧穴，可以疏肝理气，降肝火；三阴交为足太阴脾经腧穴，又是肝、脾、肾交会穴，可以活血、通络、散瘀；阿是穴可以直达病所；诸穴共同作用可疏通气血，散瘀化斑。

2．配穴：肾俞可以滋补肾阴，以水养木；血海可以调和气血；大杼为膀胱经腧穴，为八会穴之骨会，可以疏通经络，调和气血；大椎属督脉，可以祛邪通络；诸穴可助主穴以通经络，理气血，散邪气，养肌肤，消色斑。

3．刮拭线路：面部沿以下线路进行刮拭，则可以通经络，活气血，祛外邪，散郁结，消色斑。

【操作】

1．点穴：点按素髎、印堂、颧髎、四白、阳白、上关、太阳、肺俞、太冲、三阴交，每穴30次。

2．面部刮痧：用鱼形水牛角刮痧板按以下线路刮拭，每条线路刮拭5～7遍。对阿是穴可用鱼形刮痧板由内到外采用面部刮痧手法刮拭，一般力度可稍大。

①素髎→印堂→上星→百会；

②人中→迎香→四白→听宫→太阳；

③印堂→攒竹→阳白→丝竹空→太阳。

3．刮痧：用长方形水牛角刮痧板对以下穴位进行刮拭，以刮拭出痧为度。

背部：肺俞、肝俞；

下肢：三阴交、太冲。

（二）脾虚型

斑片呈淡褐色或浅褐色，多分布于颧骨下、上唇及口周，呈对称。同时伴有面色苍白或萎黄，神疲气短，喜卧喜睡，纳呆，脘腹胀满，便溏。女性则多月经提前，经色淡，量较多，带下清稀，经期易患口腔溃疡。

👤 治疗方法

健脾净斑。

取穴 （图59）

1. 主穴：素髎、迎香、颧髎、地仓、人中、太阳、脾俞、肾俞、足三里、三阴交。

2. 配穴：中脘、天枢。

3. 按以下线路刮拭：

①素髎→印堂→上星→百会；

②人中→迎香→四白→听宫→太阳；

③地仓→颧髎→上关→太阳；

④承浆→大迎→下关→太阳。

方解

1. 主穴：素髎为督脉腧穴，可以活血通络，改善局部气血；迎香为手阳明大肠经腧穴，可以理气血，散风邪；颧髎为手太阳小肠经腧穴，可以调和局部气血，以化瘀散结；人中属督脉，可以理气活血；太阳为经外奇穴，可以通经络，理气血；脾俞、肾俞为足太阳膀胱经之腧穴，可以调补脾肾，健脾益气，除湿；足三里为足阳明经腧穴，可以补脾胃，益气血；三阴交为足太阴脾经腧穴，又为肝、脾、肾三阴经交会穴，可以通经络，补气血，养荣颜；诸穴共同作用，可以健脾益气，祛湿，养荣，祛斑。

2. 配穴：中脘为任脉之腧穴，又为胃之募穴，可以健脾益气，除湿；天枢为足阳明胃经之腧穴，又为大肠之募穴，可以清泻胃肠湿热；此两穴对主穴有辅助作用。

3. 刮拭线路：在面部沿以上四条线路刮拭，可以益气，祛湿，活血，通络，消斑。

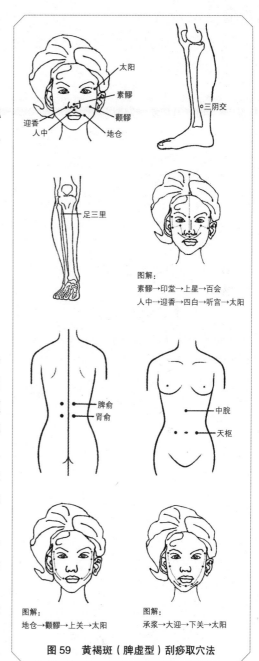

图解：
素髎→印堂→上星→百会
人中→迎香→四白→听宫→太阳

图解：
地仓→颧髎→上关→太阳

图解：
承浆→大迎→下关→太阳

图59　黄褐斑（脾虚型）刮痧取穴法

操作

1. 点穴：点按素髎、迎香、颧髎、地仓、人中、太阳、脾俞、肾俞、足三里、三阴交，每穴30次。

2. 面部刮痧：用鱼形水牛角面部刮痧板沿以下线路刮拭，可刮拭5～7遍。

①素髎→印堂→上星→百会；

②人中→迎香→四白→听宫→太阳；

③地仓→颧髎→上关→太阳；

④承浆→大迎→下关→太阳。

3. 刮痧：用长方形水牛角刮痧板刮拭以下穴位，刮拭至出痧。

背部：脾俞、肾俞；

下肢：足三里、三阴交。

（三）肾虚型

斑片呈深褐色或黑褐色，多对称分布于鼻、颧及额部，同时伴有手足怕冷，腰膝酸软，倦怠无力，记忆减退，失眠多梦，尿频清长，身体羸瘦。

治疗方法

补肾净斑。

取穴　（图60）

1. 主穴：印堂、阳白、四白、颧髎、巨髎、上关、迎香、合谷、肝俞、肾俞、关元、足三里、命门、阿是穴。

2. 配穴：气海、三阴交、太溪。

3. 按以下线路刮拭：

①素髎→印堂→上星→百会；

②人中→迎香→四白→听宫→太阳；

③印堂→攒竹→阳白→丝竹空→太阳。

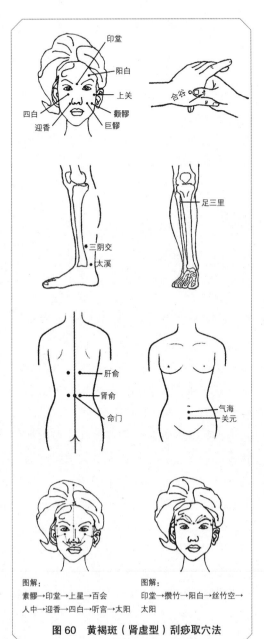

图解：
素髎→印堂→上星→百会
人中→迎香→四白→听宫→太阳

图解：
印堂→攒竹→阳白→丝竹空→太阳

图60　黄褐斑（肾虚型）刮痧取穴法

方解

1．主穴：印堂为经外奇穴，可以降虚火，通经络，调气血；阳白为足少阳胆经腧穴，可以改善局部气血，消除局部上炎虚火；四白为足阳明胃经腧穴，可以健脾胃，益气血；颧髎为手太阳小肠经腧穴，巨髎为足阳明胃经腧穴，二穴可以调和局部气血；上关为足少阳胆经俞穴，可以清虚热；迎香、合谷皆为手阳明大肠经腧穴，二穴可以清热散风，活血化瘀；肝俞、肾俞皆为足太阳膀胱经之腧穴，二穴可滋补肝肾之阴血；关元为任脉之腧穴，可培补元气，益血消斑；足三里为足阳明胃经之腧穴，可以补脾胃，益气血；命门为督脉之腧穴，可以补肾，壮阳，益气；阿是穴，可以直达病所；诸穴共同作用，可以补肝肾，养气血，润肌肤，消色斑。

2．配穴：气海为任脉之腧穴，可以补益元气，调理气血，润肤消斑；三阴交为足太阴脾经之腧穴，又为足太阴、足厥阴、足少阴之交会穴，可以滋补肝肾，调理气血；太溪为足少阴肾经之腧穴，又是其原穴，可以滋阴降火；诸穴可以辅助主穴补肝肾，养阴消斑。

3．刮拭线路：在面部沿以上三条线路进行刮拭，可以通经络，益气血，消邪气，润肌肤。

操作

1．点穴：点按印堂、阳白、四白、颧髎、巨髎、上关、迎香、合谷、肝俞、肾俞、关元、足三里、阿是穴，每穴点30次。

2．面部刮痧：用鱼形水牛角面部刮痧板按以下线路刮拭，每条线路刮痧5～7遍。阿是穴可用鱼形刮痧板由内到外按面部刮痧法刮拭。

①素髎→印堂→上星→百会；

②人中→迎香→四白→听宫→太阳；

③印堂→攒竹→阳白→丝竹空→太阳。

3．刮痧：用长方形鱼形刮痧板对以下穴位刮痧，以刮拭出痧为宜。

上肢：合谷；

腹部：关元；

背部：肝俞、肾俞、命门；

下肢：足三里。

注意事项

① 保持良好的心态，不急、不躁、不怒。
② 避免太阳晒，外出可打伞或戴遮阳帽。
③ 不使用含有激素类物质的化妆品。
④ 注意饮食结构，多吃蔬菜和水果，特别是含维生素C的水果，少吃辛辣食物。

雀斑

雀斑，中医又称之为"雀子""雀儿斑"，是以面部皮肤生有黄褐色斑点为特征的皮肤病。其临床多表现为面部生有针尖或芝麻大小斑点，色淡黄或淡黑，数目多少不定，或密集或散在，互不融合，日晒后色泽加深。清代《外科证治全书·雀斑》记载："生面部，碎点无数，其色淡黄或淡黑。"隋朝《诸病源候论》则说："人面皮上，或有如乌麻，或如雀卵上之色是也。"

病因病机

中医学认为，其病因多为禀赋不足，肝肾虚损，肾水不能荣华于面，火滞郁结为斑；或腠理不密，卫外失固，风邪外邪，客居于肤。此正如清代《医宗金鉴·外科心法要诀》所言："此证生于面上，其色淡黄，碎点无数，由火郁于孙络之血分，风邪外搏，发为雀斑。"

治疗方法

补肾益阴，养颜消斑。

取穴（图61）

脾俞、肾俞、血海、三阴交、太溪、曲池、面部阿是穴。

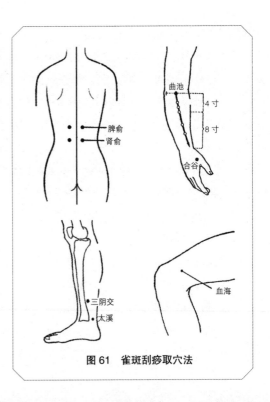

图61　雀斑刮痧取穴法

脾俞、肾俞为先后二天，可以滋补肾阴，补益气血；三阴交为足太阴脾经之腧穴，又为足太阴、足厥阴、足少阴之交会穴，可以活血通络，调补气血；血海为足太阴脾经腧穴，可以补益气血，运化脾血；太溪为足少阴肾经之腧穴，又为肾之原穴，可以滋阴降火；曲池为手阳明大肠经之腧穴，又为其合穴，可以疏风清热泻火；诸穴共同作用，可以清热，祛风，通络，活血，消斑。面部阿是穴，可以直达病所，加快治愈速度。

操作

1. 点穴：点按脾俞、肾俞、三阴交、太溪、曲池，每穴点30次。
2. 用水牛角鱼形面部刮痧板在阿是穴刮拭，可由内到外用刮、点、按、摩手法操作。
3. 用长方形水牛角刮痧板对以下穴位刮痧，以出痧为度。

背部：脾俞、肾俞；

上肢：曲池；

下肢：血海、三阴交、太溪。

注意事项

① 夏日应避强烈日光，可打伞或戴遮阳帽。
② 少食用辛辣食物，戒烟戒酒。
③ 妇女怀孕应少吃辛辣食物，多吃蔬菜和水果。

黑眼圈

黑眼圈，相当于西医的眶周着色过度病，是一种以眼眶周围皮肤颜色加深，形成黑色环状为特征的皮肤病。中医则称之为"睑黡""目胞黑""两目黯黑"。临床多表现为眼眶四周肤色加深，宽约指许，逐渐形成黑褐色环状，界限清晰，边缘整齐，压之不褪色，甚至可延伸至眉颧之处，状似熊猫，亦有人称之为"熊猫眼"。本病多见于成年人，可有家族史。《目经大成》曰："两目（无）别弊，但上下外睑煤黑，有如淡墨沈于旧棉纸。望之若米家山水，烟雨空濛。"

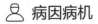 病因病机

中医学认为，其病因多为禀赋虚弱，肾水不足，目失所养，浮现本色黑于目周；或五劳七伤，内有瘀血，血行不畅，精血不能上荣胞睑。《眼科集成》曰："气郁血滞，伏火邪风，挟瘀血而透于眼胞眼堂，隐隐现青黑之色气。"或肺脾气虚，痰浊内生，阻滞络脉，而令目周青黑。《诊家正眼》曰："目胞黑者，痰也。"

治疗方法

滋补肝肾，祛瘀消滞。

取穴（图62）

1. 面部

（1）穴位：攒竹、鱼腰、丝竹空、承泣、四白、瞳子髎、太阳。

（2）刮痧线路：

①攒竹→阳白→丝竹空→太阳；

②睛明→承泣→球后→瞳子髎→太阳。

2. 腹背及下肢：

（1）主穴：脾俞、肝俞、肾俞、太溪。

（2）配穴：中脘、气海、足三里、三阴交。

方解

1. 攒竹穴为足太阳膀胱经之腧穴，具有疏通经络、调理气血、改善气血运行的作用；鱼腰为经外奇穴，可以改善眼周的气血运行；丝竹空为手少阳三焦经腧穴，具有促进代谢、排出代谢废物的作用；承泣、四白为足阳明胃经腧穴，足阳明多气血，可以补充营养，滋养肌肤；瞳子髎为足少阳胆经之腧穴，可以

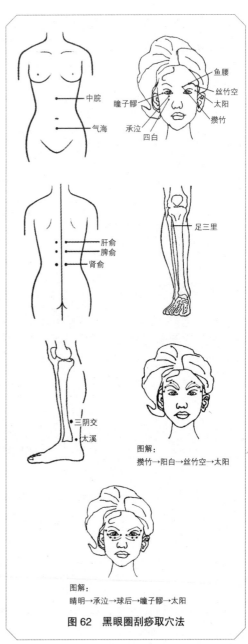

图解：
攒竹→阳白→丝竹空→太阳

图解：
睛明→承泣→球后→瞳子髎→太阳

图62 黑眼圈刮痧取穴法

疏通经络，改善气血运行，促进眼周生理代谢产物的排出；太阳则为经外奇穴，可以通经络，泄毒素；诸穴共同作用，可以改善眼周气血运行，排出毒素，消除黑眼圈。

面部刮痧眼周的两条线路，可以疏通眼周经络，改善局部气血运行，加速代谢产物排出，具有祛瘀血、生新血、养肌肤的作用。

2. 肝俞、脾俞、肾俞是足太阳膀胱经之腧穴，也是肝、脾、肾的背俞穴，具有滋补气血，濡养肌肤的作用；太溪为足少阴肾经腧穴，又为其原穴，具有滋阴降火的作用；中脘为任脉之腧穴，又为胃之募穴，可以健脾益气，除湿；气海为任脉之腧穴，可以补益元气，调理气血；足三里为足阳明胃经之腧穴，可以补脾胃，益气血；三阴交为足太阴脾经之腧穴，又为足太阴、足厥阴、足少阴之交会穴，可以滋补肝肾，调理气血；诸穴共同作用，可以行气血，降虚火，养肌肤，除黑眼圈。

操作

1. 面部：

（1）用鱼形水牛角刮痧板的吻部或尾部点穴，每穴30次，点穴手法轻盈，切忌手法过重。

（2）用鱼形水牛角刮痧板沿以下两条线路刮痧，可采用刮动法、揉刮法、摩游法，震颤法等，手法应灵活、飘逸，可刮拭5～7遍。

①攒竹→阳白→丝竹空→太阳；

②睛明→承泣→球后→瞳子髎→太阳。

2. 身体：

选取主穴及1～2个配穴，采用长方形水牛角刮痧板先点穴，每穴30次，再刮痧，手法应先轻后重，直至刮出痧痕。

注意事项

① 保持愉快心情，切忌忧思恼怒。

② 按时睡眠，保证睡眠时间，切忌熬夜。

③ 可经常做眼睛保健操或眼部按摩。

眼胞浮肿

眼胞浮肿，中医称之为"悬球""胞虚如球"；西医称之为"眼睑非炎性水肿"。其是指以上眼睑浮肿而软，不红不痛，皮色正常，其形类球为特征的病症。临床多表现为胞睑肿胀，虚软如球，观之似胞内有水，按之不痛，抚之稍平，顷复如故，多见于双睑，目无溃脓现象。清代《目经大成》曰："此症目不赤痛，但上睑虚起若球，久则始有火，睑或红，或内生此脉。"

病因病机

中医学认为，其病因多为素体虚弱，脾气不足，运化失司，水湿内停，上泛于目胞；或脾肾阳虚，脾失水运，肾失开合，水液停聚，上溢双睑；亦或心脾两虚，气血亏损，气血不能濡润胞睑而肿浮。明代《景岳全书》曰："无痛无热而面目浮肿，此或以脾肺阳虚，输化失常，或以肝肾阴虚，水邪泛滥。然浮而就上，其形虚软者，多由乎气；肿而就下，按而成窝者，多由乎水。"

治疗方法

补益脾肾，行气除湿。

取穴 （图63）

1. 攒竹、鱼腰、丝竹空、中脘、水分、气海、脾俞、肾俞、阴陵泉。

2. 按以下线路面部刮痧：印堂→攒竹→鱼腰→丝竹空→太阳。

方解

1. 攒竹、鱼腰、丝竹空皆为眼胞周围穴位，三穴可以调节该处局部的气血运行；中脘、水分、气海皆为任脉之腧穴，中脘又为胃之募穴和腑会穴，三穴可以健脾益气，利水消肿；脾俞和肾俞皆为足太阳膀胱经腧穴，脾俞又为脾之背俞穴，为气血生化之源、后天之本，肾俞又为肾之背俞穴，为先天之本，两穴可以调理脾肾，壮肾阳，益气血；阴陵泉为足太阴脾经之腧穴，又为合穴，可以健脾祛湿消肿；诸穴共同作用，可以振奋阳气，消散湿邪，疏通经络，补益气血，消除浮肿。

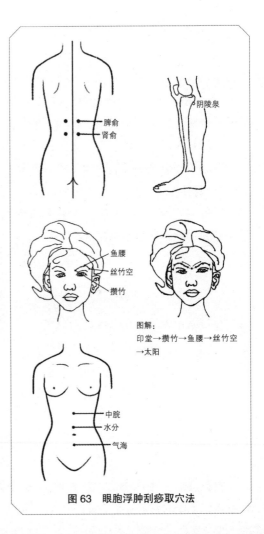

阴陵泉

脾俞
肾俞

鱼腰
丝竹空
攒竹

图解：
印堂→攒竹→鱼腰→丝竹空
→太阳

中脘
水分
气海

图63　眼胞浮肿刮痧取穴法

2．用水牛角鱼形刮痧板按以上线路刮拭，可以通经络，活气血，排毒，祛湿，消肿。

（操作）

1．点按攒竹、鱼腰、丝竹空、中脘、水分、气海、脾俞、肾俞、阴陵泉，每穴30次。

2．用鱼形水牛角刮痧板按以下线路进行面部刮痧，反复刮试5～7遍。刮试时受术者应闭目，刮痧板应轻轻刮过上眼睑。

印堂→攒竹→鱼腰→丝竹空→太阳。

3．用长方形水牛角刮痧板在以下穴位进行刮痧：

胸部：中脘、水分；

腹部：气海；

背部：脾俞、肾俞；

下肢：阴陵泉。

注意事项

1　晚上睡觉时应将枕头稍稍垫高。

2　注意应低盐饮食。

3　检查是否有肾脏疾病，并对症治疗。

上睑下垂

上睑下垂，中医则称之为"睑废""胞垂""睢目""垂缓""上胞下垂"等。其是以上眼睑不能自行提起，掩盖部分或全部瞳神而影响视物的一种眼部疾病。其有先天和后天之分，有单睑或双睑发病。先天者，临床多表现为自幼双眼睑下垂，不可提举，视物需仰视，甚至用手提起上眼睑；后天者，则起病缓慢，眼睑下垂时轻时重，休息后减轻，劳累后加重，严重者有视一为二。隋朝《诸病源候论》曰："其皮缓纵，垂复于目，则不能开，世呼为睢目，亦名侵风。"

病因病机

中医学认为，其病因多为先天禀赋不足，命门火衰，以令脾阳虚衰，筋肉失养而眼睑下垂；或脾虚气弱，气血化生不足，筋肉失于濡养而胞举无力，纵缓下垂；或风邪袭络，邪客胞睑，阻滞经络，气血运行不畅，以致胞睑松弛无力而下垂。宋代《圣济总录》曰："眼睑垂缓者，以气血不足，肌腠开疏，风邪客于睑肤，其皮垂缓，下复睛轮，……眼闭难开。"清代《望诊遵经》亦曰："眼皮垂下，而不能展上者，因于风湿，将有半身不遂之患也。"

治疗方法

通经络，益气血。

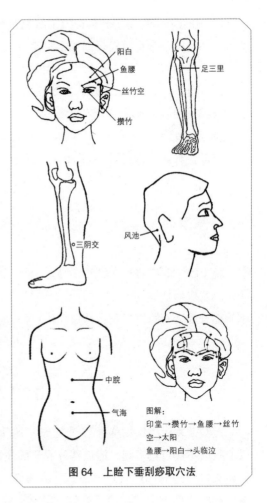

图64　上睑下垂刮痧取穴法

取穴　（图64）

1. 阳白、攒竹、鱼腰、风池、丝竹空、气海、中脘、足三里、三阴交。

2. 用鱼形刮痧板按以下线路刮拭：

①印堂→攒竹→鱼腰→丝竹空→太阳；

②鱼腰→阳白→头临泣。

方解

1. 攒竹、鱼腰、丝竹空为上眼睑周围腧穴，具有补益气血、活血通络之功效，并可改善局部的微循环；阳白为足少阳胆经之腧穴，又为与阳维脉交会穴，可以调和局部气血，益气升阳；风池亦为足少阳胆经腧穴，又为与阳维脉交会穴，可以疏散风邪，活络通经；中脘、气海为任脉之腧穴，可以补益中气，调补气血；三阴交为足太阴脾经之腧穴，又为足太阴脾经、足厥阴肝经、足少阴肾经之交会穴，可以通经络，活气血；诸穴共同作用，则可通经活络，益气补血，使眼睑升举有力。

2. 用鱼形刮痧板沿以上两条线路刮拭，则可通经络，益气血，驱风邪，养目肌。

操作

1. 点穴：阳白、攒竹、鱼腰、风池、丝竹空、气海、中脘、足三里、三阴交，每穴点按30次。

2. 用鱼形水牛角刮痧板按以下线路刮拭，每条线路刮拭5～7遍。

①印堂→攒竹→鱼腰→丝竹空→太阳；

②鱼腰→阳白→头临泣。

3. 用长方形水牛刮痧板对以下穴位进行刮痧：

上腹部：中脘；

下腹部：气海；

下肢：足三里、三阴交。

注意事项

① 注意患处保暖，不可直吹电扇或冷风。

② 不要过度劳累和熬夜，注意休息。

③ 如因其他疾患引起，则应治疗病因。

慢性唇炎

慢性唇炎，是以口唇肿胀痒痛，糜烂脱屑为特征的皮肤病。中医则称之为"唇风""驴嘴风""舔唇风""沈唇""紧唇"等。临床多表现为上、下嘴唇发红作痒，破裂流水，痛如火燎，肿胀破裂，露出红肉，脂水流出；日久干燥皲裂，有脱屑，甚至有血渗出。清代《医宗金鉴》记载："此证多生下唇，由阳明胃经风水凝结而成。初起发痒，色红作肿，日久破裂流水，疼如火燎，又似无皮……。"本病多见于青年女性和儿童，多发于冬春季节。

病因病机

中医学认为，本病多因饮食不节，过食膏粱厚味、酒酪炙煿，令湿热内蕴，上蒸口唇；或思虑过度，脾运受遏，湿浊内停，聚久化热，热伤口唇；或舔唇伤脾之脉络，热邪袭络，郁久不散，蕴而发病。隋朝《诸病源候论》曰："脾胃有热，气发于唇，则唇生疮，而重被风邪寒湿之气搏于疮，则微肿湿烂，或冷或热，乍瘥乍发，积月累年，谓之紧唇，亦名沈唇。"

治疗方法

清热和胃，健脾除湿。

取穴　（图65）

1. 承浆、地仓、合谷、中脘、内庭。
2. 口周局部。
3. 按以下线路面部刮痧：

承浆→大迎→下关→太阳。

方解

1. 承浆为任脉之腧穴，又为与足阳明胃经的交会穴，可以滋阴凉血，清热泻火；地仓、内庭皆为足阳明胃经之腧穴，地仓为手足阳明经、阳跷脉之交会穴，内庭为荥穴，二穴具有清泄阳明之热的功效；合谷为手阳明大肠经腧穴，又为其合穴，可以宣泄邪热；中脘为任脉之腧穴，又为胃之募穴，可以健脾益气，滋阴清热，润唇。

2. 口周局部亦即阿是穴，可以直达病所，有利于疾患愈合。

3. 按以上线路刮痧，可以疏通经络，调理气血，清除邪热，滋养口唇。

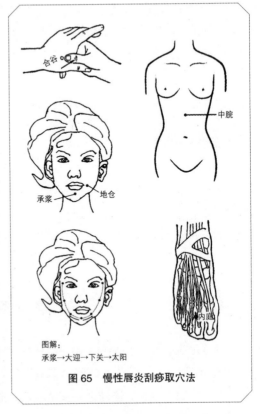

图解：
承浆→大迎→下关→太阳

图65　慢性唇炎刮痧取穴法

操作

1. 在口周用鱼形刮痧板用刮、摩等手法排出毒素。
2. 用鱼形刮痧板按以下线路面部刮痧，可刮拭5～7遍。

承浆→大迎→下关→太阳。

3. 用长方形刮痧板在以下穴位刮痧，刮拭时面部腧穴可不出痧，但其余腧穴应出痧。

面部：承浆、地仓；

手部：合谷；

腹部：中脘；

足部：内庭。

注意事项

1. 避免舔唇、咬唇、用手搔抓唇等不良习惯。
2. 少吃辛辣、油腻食物。
3. 平日唇干时可涂润唇膏。
4. 避免长时间受风吹日晒。

口周皮炎

口周皮炎，中医称之为"口吻疮""肥疮""燕口"等。其是以口周皮肤出现色素沉积及红斑、丘疹、鳞屑等皮肤损害为特征的皮肤病。此病好发于青年男女，尤其是青年女性较为多见。临床多表现为皮损在口周，多在下唇，初起时有痒痛，时轻时重，皮损处可有粟粒样丘疹，多呈簇状，疹上可有水疱、脓疱，周边有红晕，自觉灼热瘙痒。

病因病机

中医学认为，其病因多因饮食不节，嗜食辛辣炙煿；或过饮浓茶，喜饮酒浆，而令湿热内蕴，循经上犯；或脾胃蕴热，复感风邪，搏于口周而致。隋朝《诸病源候论》曰："足太阴为脾之经，其气通于口。足阳明为胃之经，手阳明为大肠之经，此二经并挟于口。其脏腑虚，为风邪湿热所乘，气发于脉，与津液相搏则生疮，恒湿烂有汁，世谓之肥疮，亦名燕口。"

治疗方法

清肺胃热，滋润口唇。

取穴 （图66）

1. 承浆、地仓、人中、合谷、曲池、内庭、大椎。
2. 按以下线路刮痧：
①承浆→大迎→下关→太阳；
②地仓→颧髎→上关→太阳。

方解

1. 承浆为任脉之腧穴，又是与足阳明经的交会穴，可以滋阴清热，降火解毒；

地仓为足阳明胃经之腧穴，又是手足阳明经与阳跷脉之交会穴，可以清降阳明之虚火，疏导口周之经气；人中穴为督脉腧穴，又是与手足阳明经之交会穴，可以疏通局部经络之气血；合谷为手阳明大肠经腧穴，又为其原穴，既可泄阳明之热，又可使阳明经气血通畅；内庭为足阳明胃经之腧穴，又为其荥穴，可以清热泻火，清泄阳明之经气；大椎为督脉之腧穴，又是与手足三阳经的交会穴，可以清泻虚火，凉血活血；诸穴共达祛湿清热、养肌润肤之功效。

2. 按口周两条路线刮拭，可以通经络，活气血，祛风邪，除湿邪，濡润肌肤。

操作

1. 点穴：承浆、地仓、人中、合谷、曲池、内庭、大椎，每穴30次。

2. 用水牛角鱼形刮痧板按以下线路刮痧，每条各刮拭5～7遍。

①承浆→大迎一下关→太阳；

②地仓→颧髎→上关→太阳。

3. 用长方形水牛角刮痧板对以下穴位进行刮痧，以出痧为度。

上肢：曲池、合谷；

下肢：内庭；

背部：大椎。

注意事项

❶ 忌食辛辣食物及饮酒。

❷ 忌用含激素类药物或化妆品。

❸ 多吃水果、蔬菜及海带、核桃等。

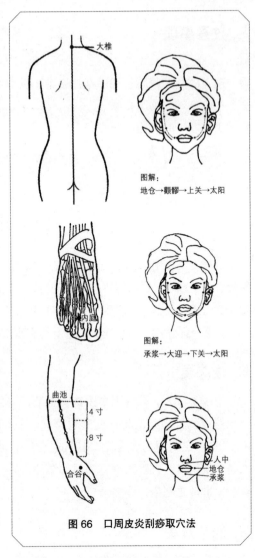

图解：
地仓→颧髎→上关→太阳

图解：
承浆→大迎→下关→太阳

图 66　口周皮炎刮痧取穴法

单纯疱疹

单纯疱疹，中医则称之为"热气疮""热火嘘""热疮""火燎疱"等。其是以口唇周围出现群集性疱疹为特征的皮肤病。本病可发于任何年龄，但以青壮年较为多见。其一般多发生于高热之后，或发热过程中，女性月经来潮或妊娠也可促使本病发生。本病多发于口周、唇缘、鼻孔附近。临床多表现为初起皮损处发红灼热，时有痒痛，不久即可出现粟米大小水疱，多密集，疱液澄清，渐混浊，破后糜烂，有黄色脂水渗出，干后结痂。可伴有体乏，食欲不振，大便不调等症。

🧑 病因病机

中医学认为，其病因多为饥饱劳役，脾胃失和，湿热蕴积，上蒸头面；或热病之中，感受风热毒邪，上蒸孔窍，发于肌肤。隋朝《诸病源候论》曰："诸阳气在表，阳气盛则表热。因运动劳役，腠理则虚而开，为风邪所客。风热相搏，留于皮肤则生疮。初作瘭浆，黄汁出，风多则痒，热多则痛。"

🧑 治疗方法

清肺胃热，消风湿邪。

取穴 （图67）

1. 人中、地仓、迎香、承浆、曲池、阴陵泉、大椎、身柱、合谷。

2. 沿以下线路面部刮痧：

①地仓→颧髎→上关→太阳；

②人中→迎香→四白→听宫→太阳。

方解

1. 人中为督脉之腧穴，又是与手足阳明经的交会穴，可以疏通局部之经气，并可清热泻火；地仓为足阳明胃经腧穴，

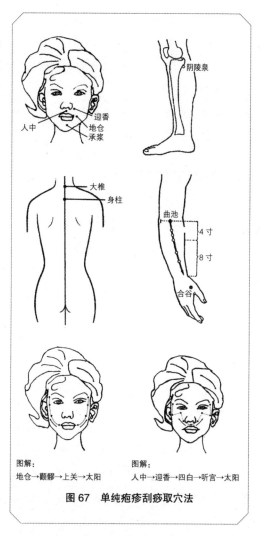

图解：
地仓→颧髎→上关→太阳

图解：
人中→迎香→四白→听宫→太阳

图67　单纯疱疹刮痧取穴法

承浆为任脉腧穴，二穴可疏通局部气血，令肌肤疏泄功能得以畅达；曲池和合谷皆为手阳明大肠经腧穴，曲池又为合穴，合谷又为原穴，二穴可泄阳明经火热之邪，并可调畅局部之气血；阴陵泉为脾经之腧穴，又为足太阴经之合穴，可以清热化湿；大椎为督脉腧穴，可以清热泻火，凉血解毒；身柱为督脉之腧穴，可以清泄肺之热邪，"肺主皮毛"，故可加强以上诸穴清热解毒、凉血祛湿之功效。

2. 沿以上两条线路刮拭，可以疏通气血，调畅经气，清热解毒，祛湿。

操作

1. 点穴：人中、地仓、迎香、承浆、龋齿、阴陵泉、大椎、身柱、合谷，每穴点30次。

2. 按以下线路进行面部刮痧，每条线路刮拭5～6遍。

①地仓→颧髎→上关→太阳；

②人中→迎香→四白→听宫→太阳。

3. 用长方形水牛角刮痧板对下穴位刮拭，应以出痧为度。

上肢：曲池、合谷；

下肢：阴陵泉；

后背：大椎、身柱。

注意事项

> 1 保持愉悦的心情和良好的情绪。
>
> 2 忌食辛辣、烧烤、食物及烟酒。
>
> 3 克服舔唇等不良习惯。
>
> 4 要多食水果蔬菜，保持大便通畅。

红血丝

红血丝，是习惯性称谓，西医称之为"面部毛细血管扩张症"。其主要是指以在面颊部、颧部之皮下出现红色形如"线状""星状""蜘蛛状"的血丝为主要特征的皮肤病。多发于我国西北或东北等寒冷地区，冬天和春天较为严重，一般说女性多于男性。临床多表现为皮损多在面颊部，上有数条红血丝，较明显，基底周围皮肤呈鲜红色，受冷后色泽加重，多见于面部皮肤白皙的女性。

病因病机

中医学认为，其病因多为嗜食辛辣、酒酪、肥甘，而令血热血燥，血热上行于面，感受风寒之邪，则经脉挛缩，凝滞不畅，血瘀络脉，而发为本病；或素体血热，火动于中，灼伤脉络而血溢于脉外，滞留皮下成红斑，血滞阻脉道故而发病。

治疗方法

疏通经络，行气活血。

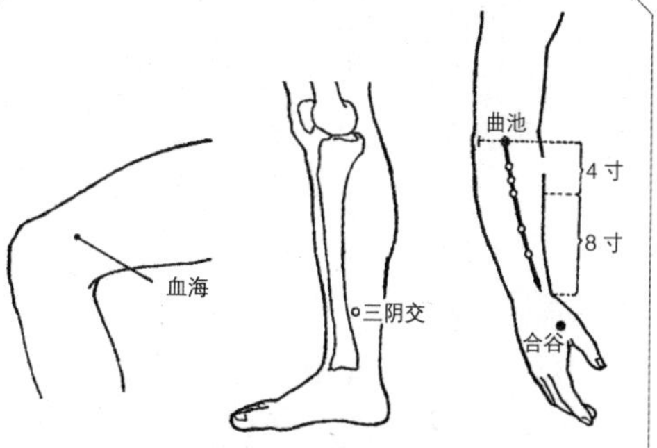

取穴　（图68）

1. 阿是穴。
2. 曲池、合谷、血海、三阴交。

图68　红血丝刮痧取穴法

方解

1. 阿是穴，可以直达病所，提高治疗效率。

2. 曲池、合谷皆为手阳明大肠经之腧穴，并且曲池又为合穴，合谷又为手阳明之原穴，两穴具有清热凉血、活血化瘀之功效，而合谷又有"面口合谷收"之作用；血海和三阴交皆为足太阴脾经之腧穴，三阴交又为足太阴、厥阴、少阴之交会穴，二穴皆有行气活血之作用，气行则血行，从而经络可通、瘀血可化；诸穴可共达活血散瘀通络、消除红血丝之目的。

操作

1. 用水牛角鱼形刮痧板在面部阿是穴刮拭，并用刮、摩、揉、拍打、震颤等手法，在红血丝及其周围操作，力度可稍大，一般5～10遍。

2. 用长方形水牛角刮痧板对以下穴位刮痧，以出痧为度。

上肢：曲池、合谷；

下肢：血海、三阴交。

注意事项

① 少吃辛辣及烟酒等刺激性食品。

② 注意皮肤防护，太阳强烈时可涂防晒霜；太冷时可涂防冻霜。

③ 不可使用含激素的护肤品。

耳部湿疹

耳部湿疹，中医称之为"旋耳疮""月蚀疮""耳下疮""月蚀疳"等，是以耳部糜烂、出水、瘙痒为特征的皮肤病。好发于青少年，一般多发于双耳。其临床多表现为皮损处发红发痒，并生有成片粟粒样丘疹，上有密集水疱，疱破后，有脂水流出，皮肤基底有糜烂，严重者可露出红肉，有血水渗出。清代《医宗金鉴·外科心法要诀》曰："此证生于耳后缝间，延及耳折上下，如刀裂之状，色红，时津黄水，由胆脾湿热所致。然此疮月盈则疮盛，月亏则疮衰，随月盈亏，是以又名月蚀疮也。"

🧑 病因病机

中医学认为，其病因多为饮食不节，过食肥甘及鱼腥海味，湿热内蕴，上蒸于耳；或内有湿热，外感风邪，浸淫肌肤。清代《洞天奥旨》曰："月蚀疳者，……然足阳明胃经无湿热，与足少阳胆经无郁气，则不生此疳也。"

🧑 治疗方法

健脾益胃，清热除湿。

取穴 （图69）

1. 耳门、完骨、血海、三阴交、委中、曲池。
2. 耳前后局部。
3. 按以下线路刮痧：耳门→角孙→瘈脉→翳风。

方解

耳门穴为手少阳三焦经之腧穴，可以清除耳部之湿浊；完骨穴为足少阳胆经之腧穴，又为与太阳经的交会穴，既可以清泄肝胆之邪热，又可清体内之湿

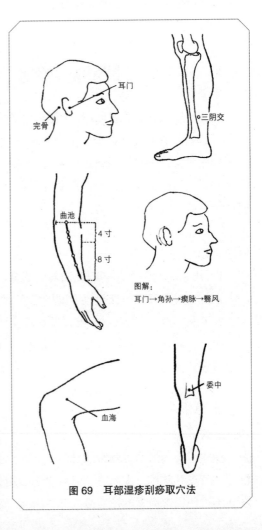

图解：
耳门→角孙→瘈脉→翳风

图69 耳部湿疹刮痧取穴法

邪；血海为足太阴脾经腧穴，又有凉血、祛风、除湿、清热之功；三阴交为足太阴脾经之腧穴，又为与足厥阴、少阴交会穴，可以清热凉血，活血祛湿；委中穴为足太阳膀胱经腧穴，又是合穴，可以清热除湿，凉血活血；曲池为手阳明大肠经腧穴，又是合穴，可以清热解毒，活血凉血，消风止痒；诸穴合用，则可清热祛湿，凉血活血，祛风止痒，而消疾患。

2. 耳前后局部，可以直接作用于病灶，有利于迅速见效。

操作

1. 点穴：耳门、完骨、血海、三阴交、委中、曲池，每穴30下。
2. 用水牛角鱼形刮痧板在耳周按下以线路刮痧5～7遍。

耳门→角孙→瘛脉→翳风。

3. 用长方形水牛角刮痧板对以下穴位刮痧，以出痧为度。

上肢：曲池；

下肢：血海、三阴交、委中。

注意事项

❶ 忌食鱼虾海味及辛辣食物。
❷ 对使用物品引起过敏者，应查找过敏原，避免使用。
❸ 对患处不可用热水洗烫，以免加重。

少年白发

少年白发，中医又称之为"发白"，是以头发局部或全部发白为特征的疾病。一般来说，人到40～50岁以后，头发会逐渐变白，这是正常生理现象，但是青少年却出现白发，则为不正常。其临床多表现为头发中偶然出现少许白发，但却渐渐增多；亦有两鬓斑白，渐至头发全白；多同时伴有体质虚弱多病，面色不华，体乏无力；或心情长期郁闷，抑郁寡欢，思虑繁杂；或血气方刚，性急气盛，面红头热。

病因病机

中医学认为，其病因多为素体血热，心绪急燥，血热黏滞，内蕴阻络，发失血养；或先天不足，禀赋不强，肾气亏虚，精血不能上承，发失荣润；或七情不调，所思不遂，肝失疏泄，郁久化火，暗灼营血，外伤发白。《儒门事亲》曰："至于年少，发早白落，或白屑者，此血过而太过也。"唐代《千金翼方》则认为是"忧愁早白"。

治疗方法

滋阴补肾，凉血润发。

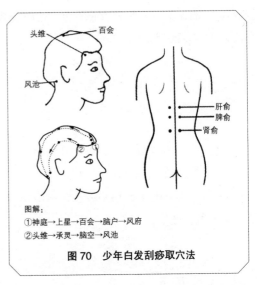

图解：
①神庭→上星→百会→脑户→风府
②头维→承灵→脑空→风池

图70　少年白发刮痧取穴法

取穴 （图70）

1. 百会、头维、风池、脾俞、肾俞、肝俞。

2. 用水牛角梳形刮痧板沿以下线路梳理：

　　①神庭→上星→百会→脑户→风府；
　　②头维→承灵→脑空→风池。

方解

1. 百会为督脉之腧穴，又为手、足三阳经与督脉之交会穴，有升阳益气、养血生发之功；头维为足阳明胃经之腧穴，又为足阳明、少阳与阳维脉交会穴，可以调气血，通经络；风池穴为足少阳胆经之腧穴，又与阳维脉交会，可以疏风通络，调和气血；肝俞、脾俞、肾俞皆为足太阳膀胱经之腧穴，又为肝、胃、肾之背俞穴，可以滋阴凉血，养血乌发。

2. 用水牛角梳形刮痧板沿以上头部两条线梳理，可以通经络，活气血，化血瘀，补阴血。

操作

1. 点穴：百会、头维、风池、脾俞、肾俞、肝俞，每穴点按30次。

2. 用水牛角梳形刮痧板按以下线路梳理刮痧，刮拭梳理时要紧贴头皮，每条线路刮拭梳理5～7遍。

　　①神庭→上星→百会→脑户→风府；
　　②头维→承灵→脑空→风池。

3. 用长方形水牛角刮痧板对脊部的肝俞、脾俞、肾俞穴进行刮痧，以出痧为度。

　注：用水牛角梳形刮痧板刮拭时，可蘸取以下药液：何首乌、石榴皮、五倍子、侧柏叶、柿子叶、甘松用酒精浸泡1周。

注意事项

> ① 心胸开朗，切忌忧思恼怒，更不可悲观失望。
> ② 多食黑芝麻、黑豆、黑木耳等黑色食品。
> ③ 经常做头部指压，通经活络。
> ④ 保障睡眠时间，提高睡眠质量。
> ⑤ 不可用碱性强的洗发液洗头，更不可过多烫发。

脂溢性脱发

脂溢性脱发，中医称之为"蛀发癣""油风""油秃""发蛀脱发"等，是以头发稀疏，并逐渐脱落为特征的皮肤病。其临床多表现为头皮易出油，头发油腻光亮，易生头皮屑，如糠似秕，头皮发痒，头发变细，日渐脱落，头发稀疏，变薄变少，日久呈秃顶状。清代《外科证治全书》曰："蛀发癣，头上渐生秃斑，久则运开，干枯作痒。"

病因病机

中医学认为，其病因多为七情不调，思虑过度，心绪烦乱，心火内生，令血热生风，风动发落；或饮食不节，嗜食辛辣、肥甘、煎烤之品，令湿热内蕴，熏蒸于上，发根受蚀，以致发落。《外科证治全书》曰："蛀发癣……由阴虚热盛，剃头时风邪袭入孔腠，搏聚不散，血气不潮而成。"《岳美中医案集》曰："发秃的形成，多因水气上泛巅顶，侵蚀发根，使发根腐而枯落。"

治疗方法

清热凉血，健脾养发。

取穴 （图71）

1. 百会、四神聪、头维、风池、上星、翳风、生发穴、足三里、三阴交、大椎。
2. 用水牛角梳形刮痧板梳理头部：
①神庭→上星→百会→风府→哑门；
②曲差→通天→玉枕→天柱；
③本神→头维→脑空→风池。

方解

1. 百会为督脉之腧穴，又为手、足三阴经与督脉之交会穴，可以升阳益气，调气血而荣毛发；四神聪为经外奇穴，可以调畅局部之气血；头维为足阳明胃经之腧穴，又为足阳明、足少阳与阳维脉之交会穴，可以通畅经络，补益气血；风池为足少阳胆经之腧穴，又是与阳维脉的交会穴，可以消风止痒；上星为督脉之腧穴，可以疏通局部之气血；翳风为手少阳三焦经之腧穴，又为手、足少阳经交会穴，可以清热祛湿凉血；生发穴可以益气养阴生发；足三里为胃经腧穴，可以补益气血；三阴交为脾经俞穴，可以健脾益气，养血生发；大椎为督脉之腧穴，可以清热凉血，祛风止痒；诸穴共同作用可凉血祛风，养血生发。

2. 用水牛角梳形板梳理以上头部3条路线，可以通络活血，消风止痒，理气生发。

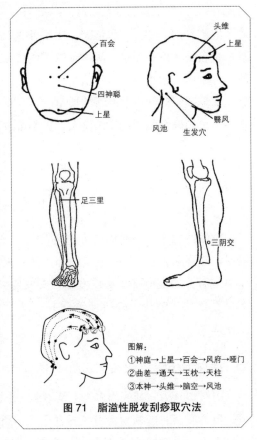

图解：
①神庭→上星→百会→风府→哑门
②曲差→通天→玉枕→天柱
③本神→头维→脑空→风池

图71　脂溢性脱发刮痧取穴法

操作

1. 点穴：百会、四神聪、头维、风池、上星、翳风、生发穴、足三里、三阴交，每穴30次。

2. 用水牛角梳形刮痧板按以下线路刮拭梳理5～7遍。

①神庭→上星→百会→风府→哑门；

②曲差→通天→玉枕→天柱；

③本神→头维→脑空→风池。

3. 用长方形刮痧板对下穴位刮痧，以刮拭出痧为宜。

背部：大椎；

下肢：足三里、三阴交。

注：1. 生发穴：在风池与风府连线的中点。

2. 刮痧梳理头发时可蘸取以下药液：侧柏叶、苍耳子、苦参、桑叶用酒精浸泡。

注意事项

① 少吃辛辣、煎炸及油腻食物，多吃水果蔬菜。
② 少洗头，特别不可用含碱性过强的洗发液。
③ 不可令脑过度疲劳，注意适当劳逸结合。

头皮屑

头皮屑，西医称之为"干性皮脂溢"，中医则称其为"白皮癣""头风白屑"，是以头皮瘙痒，不时有白色皮屑脱落为特征的皮肤病。其以青年男女最为多见，临床表现为头皮瘙痒，多生有白屑，形似糠秕，或如雪花，搔之即落，其色灰白；可伴有头皮发红，毛发疏稀变细，日渐脱落等症。

病因病机

中医学认为，其病因多为禀赋不强，体质虚弱，气血不足，血虚生风，风盛则燥，肌肤失养；或肌腠不密，卫外失固，风邪乘袭；或过食肥甘，酒酪辛辣之物，湿热内生，循经上犯，以致病生。

治疗方法

通络活血，清热祛湿。

取穴　（图72）

1. 神庭、百会、风池、头维、通天、大椎、曲池、足三里、血海、三阴交。
2. 用水牛角梳形刮痧板梳理头部：
①神庭→上星→百会→风府→哑门；
②曲差→通天→玉枕→天柱；
③本神→头维→脑空→风池。

方解

1. 神庭穴为督脉之腧穴，又为督脉与太阳、阳明经之交会穴，可以通经络，调气血；百会亦为督脉腧穴，又是与足太阳经交会穴，可以升阳气，补益气血；头维为足阳明胃经之腧穴，又是足阳明、少阳经与阳维脉交会穴，可以疏通局部气血，消除湿热；通天穴为足太阳膀胱经腧穴，可以调畅经络，清除湿热之邪；大椎穴为督脉腧穴，可总督人体一身之阳气，并可调理气血，凉血清热；曲池为手阳明大肠经腧穴，又为合穴，可以清热解毒，消风凉血；足三里为足阳明胃经腧穴，又为合穴，可以补益气血；血海和三阴交皆为足太阴脾经腧穴，三阴交又为足太阴、厥阴、少阴之交会穴，可以通经络，活气血，养肌肤，消风邪。诸穴共达消除头皮屑之功。

2. 用疏形水牛角刮痧板沿以上头部3条线路梳理，可以达到疏通经络、调畅气血、祛除风邪、濡养肌肤之功。

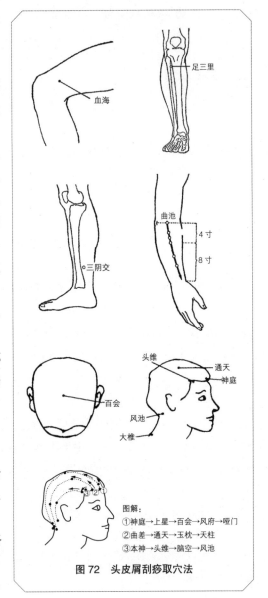

图解：
①神庭→上星→百会→风府→哑门
②曲差→通天→玉枕→天柱
③本神→头维→脑空→风池

图 72　头皮屑刮痧取穴法

操作

1. 点穴：神庭、百会、风池、头维、通天、大椎、曲池、足三里、血海、三阴交，每穴30次。

2. 用水牛角梳形刮痧板按以下线路刮拭梳理5～7遍。

①神庭→上星→百会→风府→哑门；

②曲差→通天→玉枕→天柱；

③本神→头维→脑空→风池。

3. 用长方形刮痧板对以下穴位刮痧，以出痧为度。

上肢：曲池；

下肢：血海、足三里、三阴交；

背部：大椎。

注：用梳形刮痧板梳理头部时，可蘸取以下药液：王不留行、黄柏、皂角、苍耳子、野菊花，用酒精浸泡。

注意事项

① 不要过食辛辣、油腻及含糖量高的食物。
② 少饮浓茶、浓咖啡和烟酒，多吃新鲜水果和蔬菜。
③ 生活要有规律，不可熬夜。
④ 洗头不可太勤，更不可使用含碱性高的洗发液。
⑤ 加强锻炼，可经常做头部按摩或由前向后每天梳头3遍，每遍60次。

脂溢性皮炎

脂溢性皮炎，中医称之为"面游风""白屑风""面游风毒"等，是以面部瘙痒，起糠秕状鳞屑为特征的皮肤病。其临床多表现为患处瘙痒，有油腻状白屑，皮肤发红，起粟粒样丘疹，渐扩大融合，呈黄红色，痒如虫行。清代《外科大成》曰："面游风，初发微痒，次如蚁行，面目俱浮，更兼痛楚。"

病因病机

中医学认为，其病因多为饮食不节，过食肥甘厚味及辛辣之物，以致湿热蕴积，熏蒸于面；或风热之邪，外袭肌肤，客居肌腠，而诱发本病。此正如清代《医宗金鉴》所言："此证生于面上，初发面目浮肿，痒若虫行，肌肤干燥，时起白屑。次后极痒，抓破，热湿盛者流黄水，风燥盛者津血，痛楚难堪，由平素血燥，过食辛辣厚味，以致阳明胃经湿热受风而成。"

治疗方法

健脾胃，除湿热。

(取穴) （图73）

1. 风池、百会、完骨、迎香、印堂、曲池、风市、血海、三阴交。

2. 阿是穴。

3. 按以下线路刮拭：

①人中→迎香→四白→听宫→太阳；

②印堂→攒竹→鱼腰→丝竹空→太阳。

方解

1. 风池为足少阳胆经之腧穴，又是与阳维脉的交会穴，其可以祛风邪，清泄肝胆之热邪；百会为督脉之腧穴，又为手、足三阳经和督脉之交会穴，可以升阳益气，活血润肤；完骨为足少阳胆经之腧穴，又为与足太阳经交会穴，具有排出体内代谢产物的作用；迎香为手阳明大肠经腧穴，又是手、足阳明之交会穴，可以清热解毒，补益气血；印堂为经外奇穴，可以祛风降火，活血润肤；风市为足少阳胆经之腧穴，可以消除风邪；血海为足太阴脾经之腧穴，可以清热凉血，祛风止痒；三阴交为足太阴脾经腧穴，又是足太阴、厥阴、少阴之交会穴，可以补益气血，通经活络，凉血消瘀；诸穴共同作用，则可祛风除湿，清热凉血，养血润肤。

2. 阿是穴，可以快速直达病所，消除外邪。

3. 按以上两条线路刮拭，可以通经络，散瘀血，除风邪，散湿热，活气血，养肌肤。

操作

1. 点穴：风池、百会、完骨、迎香、印堂、风市、血海、三阴交、曲池，每穴点按30次。

2. 用水牛角鱼形刮痧板在阿是穴，用刮、摩、游等手法操作，在局部由内到外。

3. 用水牛角鱼形刮痧板在以下线路面部刮痧5～7遍。

①人中→迎香→四白→听宫→太阳；

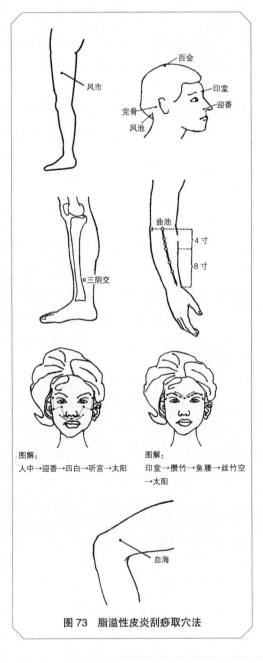

图解：
人中→迎香→四白→听宫→太阳

图解：
印堂→攒竹→鱼腰→丝竹空
→太阳

图73　脂溢性皮炎刮痧取穴法

②印堂→攒竹→鱼腰→丝竹空→太阳。

4．用长方形水牛角刮痧板在以下穴位刮痧，以出痧为度。

下肢：风市、血海、三阴交；

上肢：曲池。

注意事项

❶ 不要过多食用辛辣食物和含糖量过高的食物，少饮浓茶、浓咖啡。

❷ 出汗多后可用温水洗面，改掉用冷水洗脸习惯。

❸ 保持皮肤清洁，不要滥用化妆品。

❹ 多吃蔬菜和水果，保持大便通畅。

神经性皮炎

神经性皮炎，是以阵发性皮肤瘙痒和皮肤呈苔藓化为特征的慢性炎症皮肤病。由于其顽固难愈，又被称为"顽癣""牛皮癣"，《诸病源候论》曰："牛皮癣，其状皮厚，抓之韧强而痒是也。"《外科大成》记载："坚硬如牛领之皮者，为牛皮癣。"临床可见皮肤表面粗糙，纹理加深，纵横无定，轮廓全无，表面有糠皮样鳞屑，有阵发性瘙痒，搔则顽痹，不知痒痛，往往夜间瘙痒加重，常年日久不愈，一般夏季加重，冬季缓解。

病因病机

中医学认为，其病因多以心为主，心绪烦扰，七情内伤，内生心火而致。心主血脉，心火亢盛，伏于营血，令血热生风，有风则痒，风盛则血燥，血燥则令肌肤失于濡养而致皮肤肥厚，呈苔藓化。

治疗方法

调和气血，祛风止痒。

取穴 （图74）

风池、大椎、膈俞、委中、曲池、血海、三阴交。

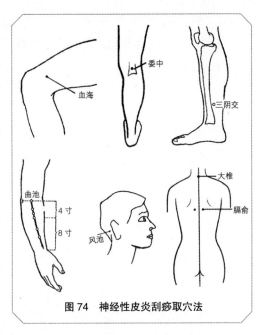

图74　神经性皮炎刮痧取穴法

方解

风池可祛除风邪，宣通气血；大椎与诸阳经交会，可清热泻火；膈俞为血会之穴，可行血活血，养血润肤止痒；委中可凉血解毒；血海可养血疏风；三阴交可疏调肝脾肾之经气，调理气血平衡。

操作

取刮痧板，先刮拭项背之风池、大椎、膈俞，再刮拭上肢曲池，下肢委中，最后刮拭血海、三阴交。刮拭以出痧为度。每日或隔日治疗1次。

🧍 注意事项

① 消除精神过度紧张，保持情绪稳定。
② 忌食各种辛辣及刺激性食物和烟酒。
③ 洗澡要用温水，不可用过烫的热水。
④ 对皮损处不要搔抓和刺激。
⑤ 不要胡乱使用外用药品。

银屑病

银屑病，中医称之为"白疕""疕风""蛇虱""松皮癣"，俗称"牛皮癣"，是以皮肤起红疹，上覆银白色鳞屑，搔之而起为特征的皮肤病。其临床多表现为皮损初起多为红斑、丘疹，小如赤豆，大如钱币，也有似蛎壳状，表面有鳞屑，上有银白色光泽，刮除后可见有透明薄膜，去掉薄膜可见有散在的筛状出血点。皮损多易生在头皮、四肢伸侧及躯干等处。隋代《诸病源候论·干癣候》曰："干癣但有匡廓，皮肤索痒，搔之白屑出是也。"清代《外科真诠》曰："白疕，俗名蛇虱，生于皮肤，形如疹疥，色白而痒，搔起白皮。"

👤 病因病机

中医学认为，其病因多为血热体质外受风邪，客于肌腠，伤营化燥，血热生风，肌肤失荣；或风邪化热，耗伤营血，气血虚弱，不能荣养肌肤；或情志内伤，郁久化火，阻塞经络，喜食动风之物，湿热蕴结，阻滞经络；或饮食不节，而使气血不行，不能濡养肌肤。清代《外科大成·白疕》曰："白疕，……由风邪客于皮肤，血燥不能荣养所致。"

👤 治疗方法

解毒清热，凉血通络。

取穴 （图75）

百会、大椎、陶道、肺俞、肾俞、环跳、肩髃、血海、阳陵泉。

方解

百会、大椎、陶道为督脉腧穴，三穴可以调阴阳，和气血，以期阳生阴长，协调阴阳；肺俞、肾俞为膀胱经腧穴，又分别为肺和肾之背俞穴，故肺主皮毛，可治皮肤疾患；肾为人之先天，可益气血，养肌肤；环跳、阳陵泉为胆经腧穴，二穴可除外邪，祛风湿，通经络；肩髃为手阳明经腧穴，可补气血，润肌肤；血海为脾经腧穴，可祛风湿，活气血，止瘙痒。

操作

取刮痧板，先刮拭头背部之百会、大椎、陶道、肺俞、肾俞、环跳，再刮拭上肢肩髃，下肢血海、阳陵泉。刮拭施平补平泻法，以出痧为度。隔日治疗1次。

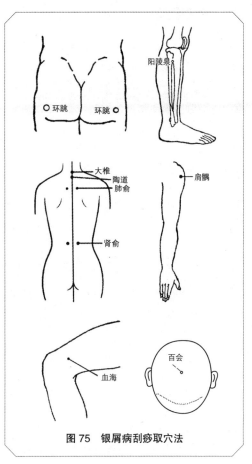

图75　银屑病刮痧取穴法

注意事项

① 不可在患处乱涂药物。

② 不可吃辛辣食物及烟酒，更不可吃羊肉、狗肉等。

③ 洗浴应用温水。

④ 避免感冒，特别是预防扁桃体炎。

皮肤瘙痒症

皮肤瘙痒症，中医称之为"风瘙痒""痒风""爪风痒"，是以瘙痒为主而无原发性皮肤损害的皮肤病。其临床多表现为患处瘙痒，但无疹疥，皮肤经搔抓后，可有丘疹、抓痕出现，甚至会抓痕累累，但瘙痒仍未解；瘙痒多发生在夜间，以老年人和青年人最为多见。清代《外科证治全书·痒风》记载："痒风，遍身瘙痒，并无疮疥，搔之不止。"

病因病机

中医学认为，其病因多为禀赋不足，又嗜食鱼腥酒酪等易发之物，生风而痒；或心经有热，血热内蕴，热盛生风，风胜则痒；或久病体弱，年老体虚，气血两虚，血不养肤；或卫外不固，肌腠失密，风邪外袭，久郁生热化燥，而引发瘙痒。隋代《诸病源候论·风痒候》曰："邪气客于肌，则令肌肉虚，真气散去。又被寒搏皮肤，皮外发，腠理闭，毫毛淫，邪与卫气相搏。阳盛则热，阴盛则寒。寒则表虚，虚则邪气往来，故肉痒也。"

治疗方法

凉血活血，疏风止痒。

取穴　（图76）

大椎、风门、心俞、膈俞、风市、曲池、血海。

方解

大椎为诸阳之会，可泄热，凉血，解肌；风门、心俞、膈俞皆为膀胱经腧穴，可

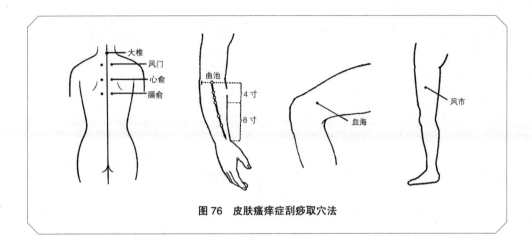

图76　皮肤瘙痒症刮痧取穴法

祛风清热，凉血活血，止痒；风市为祛风之要穴；曲池为手阳明合穴，可清湿热，搜风止痒；血海可行血活血，所谓"血行风自灭"。

操作

　　取刮痧板，先刮拭颈背部之大椎、风门、心俞、膈俞，再刮拭上肢部曲池，最后刮拭下肢部风市、血海。施泻法，以出痧为度。每日治疗1次。

注意事项

1　注意调节心态，保持情绪稳定。
2　找寻原发病，特别注意糖尿病、肾炎和肝病。
3　避免过多食用辛辣食品和鱼腥海味。
4　要用温水洗澡，不可用过热水洗浴。
5　不要搔抓皮肤，避免感染。
6　衣着最好选用纯棉织品。
7　养成定时排便习惯，保持大便通畅。

3

Chapter

内外兼修
美由内而生

　　妇科疾病不仅给女性朋友带来心理压力和身体上的痛苦，亦让其外在的形象大打折扣。并且妇科疾病大多病程较长，缠绵难愈，这让一些女性朋友苦不堪言，眉头紧锁。试想，她们还会精、气、神十足吗？刮痧，则会以外达内，治愈妇科疾病，重铸女子的健康美颜。

月经不调

月经不调是妇科常见病，是指月经周期以及经量、经色、经质的异常为主症的妇科疾病。相当于西医学的排卵性功能性子宫出血范畴。其临床多表现为月经周期、经量、经质的变化，包括经行先期、经行后期、经行先后不定期，经量过多、经量过少，经质黏稠、经质稀薄，经色鲜红、经色紫红、经色暗黑等。多同时伴有心烦、头晕、乳胀、小腹冷痛、腰膝酸软等症。《妇科玉尺》曰："经贵乎如期，若来时或前或后，或多或少，或月二三至，或数月一至，皆为不调。"宋代《素庵医要》曰："既名月经，自应三旬一下，多则病，少则亦病，先期则病，后期则病，淋漓不止则病，瘀滞不通则病。"

病因病机

中医学认为，本病多与冲任、肝、脾、肾有关。冲任盈满、气血旺盛则月经时至，否则就会出现月经失调。肝主藏血，又主疏泄，肝气条达，则冲任和调，经水应时而下；脾主后天，可化生水谷精微为血液，充养冲任；肾为失天之本，藏元阴元阳，提供五脏六腑原动力，脾肾足则冲任盈，月事以时下，否则会月经不调。《景岳全书》曰："调经之要，贵在补脾胃以滋血之源，养肾气以安血之室，知斯二者，则尽善矣。"

治疗方法

疏调气血，养肾调经。

取穴 （图77）

肝俞、脾俞、肾俞、次髎、关元、气海、三阴交、太冲。

方解

肝俞、脾俞、肾俞、次髎皆为膀胱经腧穴，肝俞可理气疏肝；脾俞可补益气血；肾俞可补肾调经；次髎可理冲任；关元、气海为任脉腧穴，气海主一身之气，调冲任理胞宫；关元可调肝、脾、肾之经气；三阴交为脾经腧穴，可调气

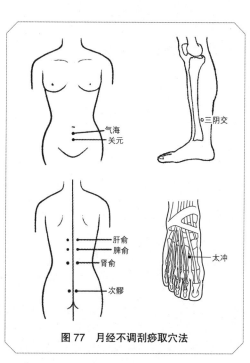

图77 月经不调刮痧取穴法

机，理冲任；太冲为肝经腧穴，可行气活血。

操作

　　取刮痧板，先刮拭后背部之肝俞、脾俞、肾俞、次髎，再刮拭腹部气海、关元，最后刮拭下肢部三阴交、太冲，以出痧为度。每日或隔日治疗1次。

注意事项

1. 调节情志，忌忧思恼怒。
2. 注意经期卫生，不吃生冷及辛辣食物，不游泳。
3. 小腹勿受寒凉。
4. 经期不可过于劳累。

痛经

　　痛经又被称为"经行腹痛"，是指女性在月经期前后或行经期间出现的周期性小腹疼痛，为妇科常见病、多发病之一。一般以青年女性最为多见。其临床多表现为经期或行经前后小腹疼痛，随月经周期而发作，疼痛可放射到胁肋、腰骶、阴道、肛门等处，可伴有乳房胀痛、食欲不振，心急烦躁等，严重者常伴恶心呕吐、手足厥冷、出虚汗，甚至昏厥。

病因病机

　　中医学认为，不通则痛，其多因情志不调，郁怒伤肝，气滞血瘀；或寒邪凝滞胞宫，经血不通；或气血不足，血运不畅，脉络受阻，胞宫失养，不荣则痛。

治疗方法

　　调理气血，行经止痛。

取穴　（图78）

　　肝俞、脾俞、肾俞、命门、次髎、关元、气海、归来、血海、足三里、三阴交。

方解

　　肝俞、脾俞、肾俞、次髎皆为膀胱经腧穴，肝俞、脾俞、肾俞可补益肝肾，调养气血；次髎可调气活血；命门为督脉腧穴，可补肾阳，温经止痛；关元、气海为任脉腧穴，可调理冲任，行气活血；归来、足三里为足阳明腧穴，归来可调气血、理胞宫，足三里能调理气血、通经止痛；血海、三阴交为脾经腧穴，血海能行气活血，三阴交能调肝、脾、肾经气，理气活血。

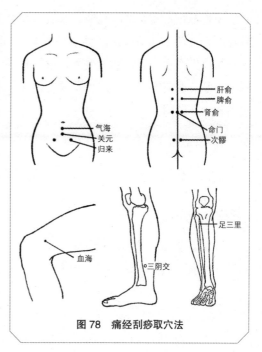

图 78 痛经刮痧取穴法

操作

取刮痧板，先刮拭后背部之肝俞、脾俞、肾俞、命门、次髎，再刮拭腹部之气海、关元、归来，最后刮拭下肢部血海、足三里、三阴交。以出痧为度，每日治疗1次。

注意事项

1. 注意经期卫生。
2. 经期避免精神刺激和过度劳累。
3. 注意防止受凉和过食生冷及刺激性食物。
4. 可服用蒲辅周老先生经验小方——当归艾叶汤：当归30克，艾叶15克，红糖60克。

闭经

闭经，是指女子年过十八周岁月经尚未来潮，或已行经而又中断3个周期以上者。中医又称其为"女子不月""月事不来""经水不通"，为妇科常见病和多发病之一。其临床多表现为应有月经但超过一定时限仍未来潮，或月经周期延长，经量减少，继而停经，可伴有身体发育不良、瘦弱、肥胖、多毛、性冷淡、更年期症状等。

病因病机

中医学认为，其病因不外虚实两类，虚者多为阴、阳、气、血亏损，胞宫失养，月经闭止不行；实者多因气郁、寒凝、血瘀、热结、痰湿阻滞冲任，胞脉不通，以致月经不行。此正如清代医家吴本立所说："经闭之由，必有所因，或月事适至，因喝饮冷物及坐冷水洗浴，寒气内人，血气凝滞，遂令经闭，或因堕胎多产而伤其血，或因久患潮热而消气血，或因久发盗汗而耗其血，或脾胃不和饮食减少不能生血，凡此之类皆令人经闭。"

治疗方法

调理冲任，活血通经。

取穴 （图79）

膈俞、肝俞、脾俞、肾俞、关元、大赫、气海、血海、足三里、三阴交。

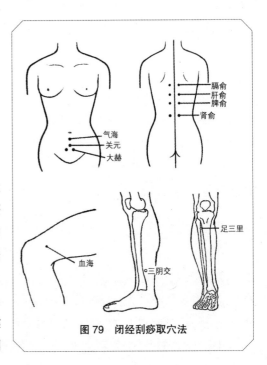

图 79 闭经刮痧取穴法

方解

膈俞、肝俞、脾俞、肾俞皆为足太阳膀胱经腧穴，膈俞可行气活血、化瘀通经，肝俞、肾俞可补益肝肾、调理冲任，脾俞可化生气血；关元、气海为任脉腧穴，二穴可调理经气，疏通气血；大赫是肾经腧穴，可补益肾精以养血；血海、足三里是阳明经腧穴，二穴可健脾益气养血；三阴交为脾经腧穴，可调肝、脾、肾之经气及冲、任二脉。

操作

取刮痧板，先刮拭背部膈俞、肝俞、脾俞、肾俞，再刮拭腹部气海、关元、大赫，最后刮拭下肢部血海、足三里、三阴交。施泻法，以出痧为度。每日治疗1次。

注意事项

① 消除压力和紧张情绪，保持乐观心态。
② 生活起居要有规律。
③ 经期切勿受寒或过食生冷。

带下症

带下症，是指女性阴道内流出的白带明显增多，并见色、质、气味异常的一种病症。其临床表现为白带过多，或夹有其他色泽，如白、黄、赤白、黄绿，混浊如米泔水；或质地清稀如水，或黏稠如脓，或如豆渣凝乳，或如泡沫状；气味臭秽，并有外阴、阴道灼热疼痛、瘙痒等局部症状，多伴有腰腿疼痛，小腹胀痛等。

病因病机

中医学认为，带下俱属湿症，多由脾胃虚弱，带脉失于约束；或肾阳不足，封藏失司，水湿下注，任带失固。正如傅青主所讲："脾精不守，不能化营血以为经水，反变成白滑之物，由阴门直下欲自禁而不可得也。"

治疗方法

健脾益气，除湿升阳。

取穴 （图80）

脾俞、肾俞、白环俞、次髎、关元、中极、足三里、三阴交。

方解

脾俞、肾俞、白环俞、次髎皆为膀胱经腧穴，脾俞可健脾利湿，肾俞可补肾培元，白环俞、次髎可利湿止带；关元、中极为任脉腧穴，关元可调肝、脾、肾之经气，中极可调经止带；足三里为足阳明腧穴，可健脾化湿；三阴交可滋阴，健脾，助阳。

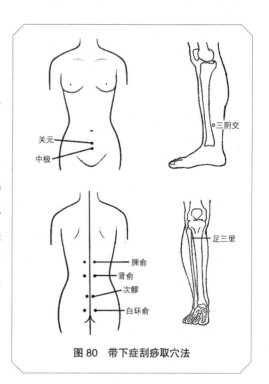

图80 带下症刮痧取穴法

操作

取刮痧板，先刮拭背部之脾俞、肾俞、白环俞、次髎，再刮拭腹部之关元、中极，最后刮拭下肢部足三里、三阴交。施平补平泻手法，以出痧为度。隔日治疗1次。

注意事项

① 生活要有规律。
② 饮食宜清淡，少食肥甘、辛辣及酒。
③ 劳逸结合，适当参加体育锻炼。
④ 注意个人卫生，勤洗勤换内裤。
⑤ 注意经期卫生及护理。

慢性盆腔炎

慢性盆腔炎是指女性内生殖器官包括子宫、输卵管、卵巢、盆腔结缔组织、盆腔腹膜的慢性炎症。慢性盆腔炎是临床常见的女性妇科疾病，属于中医学"带下""症瘕""少腹痛"等范畴。其临床多表现为小腹绵绵而痛，胀坠，喜暖喜按，腰骶部酸痛，并有下坠感，尤其在经将行或经后表现更甚；可伴有月经不调，经量增多，带下量多，色泽黄白相兼，有异味；病程较长，易反复，全身乏力，多年不孕等。

病因病机

中医学认为，本病多由急性盆腔炎转变而来，多因病久体虚，或经行、产后胞脉空虚，湿热之邪内侵，蕴结下焦，阻遏气机，胞脉不利；或过食生冷，外感寒湿之邪，邪客胞中，血为寒凝，经络阻滞，气机不畅；或久病不愈，脏腑失调，肝肾亏虚所致。

治疗方法

清热利湿，活血止痛。

取穴 （图81）

肾俞、次髎、关元、中极、水道、归来、阴陵泉、三阴交。

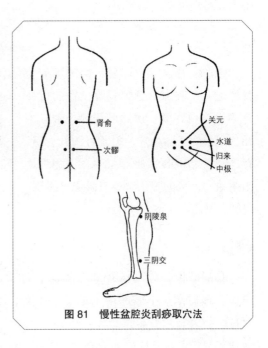

图 81 慢性盆腔炎刮痧取穴法

（方解）

肾俞、次髎为膀胱经腧穴，肾俞为肾之背俞穴，肾通子宫，可调冲任，理气血；次髎可促进盆腔血流，为止痛要穴；中极、关元为任脉腧穴，关元可调肝、脾、肾经气，中极可调冲任、理气血；水道、归来为足阳明经穴，可清湿热，理气血；阴陵泉、三阴交为脾经腧穴，阴陵泉可清下焦湿热；三阴交可调肝、脾、肾之经气，行气活血，调理血分。

（操作）

取刮痧板，先刮拭背部肾俞、次髎，再刮拭腹部关元、中极、水道、归来，最后刮拭下肢部阴陵泉、三阴交。施泻法，以出痧为度。每日或隔日治疗1次。

注意事项

1. 注意经期卫生。
2. 经期忌房事。
3. 经期不宜盆浴或游泳。
4. 妇科检查需到正规医院。
5. 本病病程较长，需耐心治疗。

子宫脱垂

子宫脱垂，是指子宫位置沿阴道下降，甚至脱出阴道口，中医称之为"阴挺""阴脱""阴菌"等，俗称"落袋""落茄子"。其临床多表现为子宫位置低下，甚至脱出阴道之外（根据病情分为3度），同时伴有腰痛腹胀，或阴部重坠而胀，白带多，有异味，脱出的子宫黏膜可被内裤摩擦而糜烂或有分泌物渗出。此病多发于体力劳动女性或多胎多产者。

病因病机

中医学认为，其病因多为体弱气虚者，产时努力伤气，气从下陷，产后又失于调护，以致气虚，发为阴挺；或产育频繁，房事过多，损伤肾气，冲任二脉失固，无力系胞，以致胞宫脱垂。此正如《医宗金鉴·妇科心法要诀》所言："妇人阴挺，或因胞络伤损，或因分娩用力太过，或因气虚下陷，湿热下注。阴中突出一物如蛇，或如菌，如鸡冠者，即古之'颓疝'类也。"

治疗方法

健脾益气，升阳固脱。

取穴　（图82）

百会、大椎、脾俞、肾俞、气海、关元、中极、提托、足三里、三阴交。

方解

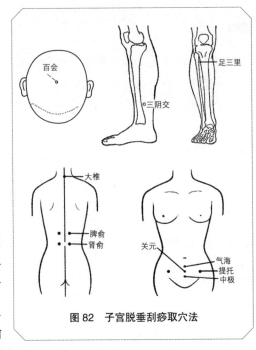

图82　子宫脱垂刮痧取穴法

百会为督脉腧穴，可升阳举陷，固摄胞宫；大椎为诸阳之会穴，可益气升阳；脾俞、肾俞为膀胱经腧穴，脾俞可益气健脾、培补中气，肾俞可补益肾气、升提胞宫；气海、关元、中极为任脉腧穴，可调理冲任，益气固胞；提托为经外奇穴，有升阳举陷作用；足三里为足阳明经腧穴，可健脾益气，举陷固胞；三阴交为脾经腧穴，可调肝、脾、肾之经气，维系胞脉。

操作

取刮痧板，先刮拭（或点揉）头部百会，再刮拭背部大椎、脾俞、肾俞，然后刮拭腹部气海、关元、中极，最后刮拭下肢足三里、三阴交。施补法，以刮拭出痧为度。每日或隔日治疗1次。

注意事项

1 注意劳逸结合，避免过重体力劳动。
2 不宜久站、久蹲。
3 坚持做提肛练习。
4 保持大便通畅，防止便秘。

不孕症

不孕症，是指女子婚后与配偶同居2年以上，配偶生殖功能正常，且未采取避孕措施，而没有受孕者，称为原发性不孕症；如曾有过孕育史，又连续2年以上未再受孕者，称为继发性不孕症。中医称之为"绝嗣""绝嗣不生"。其临床表现为女性与配偶同居2年以上，在未避孕的情况下，未能受孕，同时伴有月经不调、痛经、闭经等。

病因病机

中医学认为，其病因多为先天肾虚宫寒，冲任不调，血瘀胞宫，痰湿阻络，壅积胞宫等。《医宗金鉴·妇科心法要诀》曰："女子不孕之故，由伤其冲任也。……或因宿血积于胞中，新血不能成孕；或因胞寒胞热，不能摄精成孕；或因体虚痰多，脂膜壅塞胞中而不孕。"

治疗方法

通络活血，调理冲任。

取穴 （图83）

肝俞、膈俞、肾俞、志室、关元、中极、气海、血海、足三里、阴陵泉、三阴交。

方解

肝俞、膈俞、肾俞、志室皆为膀胱经腧穴，肝俞可以疏肝解郁，膈俞可行气活血，肾俞可散寒暖胞，志室可补肾调气血；气海、关元、中极为任脉腧穴，可益气，调阴阳，补气血；血海为脾经腧穴，可补益气血，调理冲任；足三里为足阳明经腧穴，可补益气血，充实胞脉；阴陵泉、三阴交为脾经腧穴，可祛湿通络，调理气血。

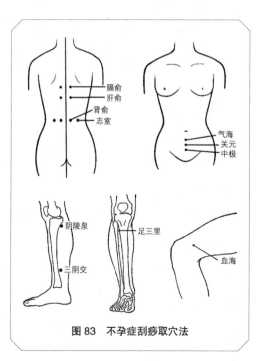

图83 不孕症刮痧取穴法

操作

取刮痧板，先刮拭背部之膈俞、肝俞、肾俞、志室，再刮拭腹部气海、关元、中极，最后刮拭下肢部血海、足三里、阴陵泉、三阴交。施平补平泻手法，以出痧为度。隔日治疗1次。

注意事项

❶ 本病病程较长，需耐心治疗。
❷ 调整心态，切不可性急烦躁。
❸ 治疗期间最好不要同房。

崩漏

崩漏，是指女性不在行经期间阴道突然大量出血或淋漓不断。其中，经血非时而下，出血量多，来势急骤者称为"血崩"或"崩中"；出血量少，淋漓不绝者称为"漏下"或"经漏"。二者常可相互转化，交替出现，故名之"崩漏"。其临床多表现为月经周期紊乱，出血时间多延长，约10日至数十日，出血量多，淋漓不断，或似有似无，或量多如注，常伴有面色不华，体乏无力，月经或色淡、或暗黑或咖啡色，或清稀，或有血块，白带增多等。

病因病机

中医学认为，其病因主要是素体阳盛或阴虚火旺，或五志化火，灼伤血海，冲任不固，而致出血量多或淋漓不绝；或禀赋不强，脾虚不健，统血失权；或房事不节，肾精亏损，均可致冲任不固，而成崩漏。正如陈自明在《妇人大全良方》中说："妇人崩中漏下者，由劳伤血气，冲任之脉虚损故也。"

治疗方法

调理冲任，益气固摄。

取穴 （图84）

膈俞、肝俞、脾俞、关元、气海、血海、阴陵泉、足三里、三阴交。

方解

膈俞、肝俞、脾俞皆为足太阳膀胱经腧穴，膈俞为血会之穴，可调理经血，肝俞可泄热调血，脾俞可益气摄血；气海、关元为任脉腧穴，气海可益气固脱，关元可调补冲任，制约经血妄行；血海为脾经腧穴，可止血调经；足三里为足阳明经穴，可培补中气，而益气摄血；阴陵泉、三阴交为脾经腧穴，阴陵泉可补脾统血，三阴交可健脾胃、益肝肾、补气血、调经水，为治疗妇科之要穴。

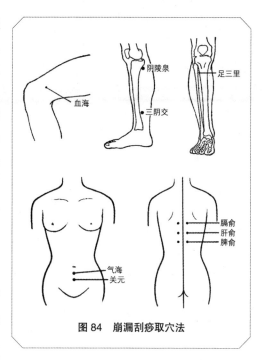

图 84 崩漏刮痧取穴法

操作

取刮痧板，先刮拭背部之膈俞、肝俞、脾俞，再刮拭腹部气海、关元，最后刮拭下肢部血海、足三里、阴陵泉、三阴交。施补法或平补平泻法，以出痧为度。每日治疗1次。

注意事项

1. 如反复多次出血，应做妇科检查，找寻病因。
2. 调节情志，切忌忧思恼怒。
3. 加强营养，注重食疗，增强体质。
4. 经期勿喝冷饮，忌食辛辣食物。
5. 劳逸结合，勿过度劳累。

外阴瘙痒

外阴瘙痒，是指女性外阴或阴道瘙痒为特征的病症，中医称之为"阴痒"。其临床可见在阴道内、外阴部甚至肛门周围，瘙痒难忍，一般在月经期、夜间或吃辛辣食物后加重，当瘙痒严重时，甚至坐卧不安，可伴有带下增多，局部皮肤可因瘙痒而出现抓痕，甚至增厚、粗糙、呈苔藓化。

病因病机

中医学认为，其病因多和肝、脾、肾有关。肾主生殖，开窍于二阴，脾主运化水湿，肝经绕阴器。肝肾阴虚，则精血两亏，血虚生风，风盛则燥，阴部失养而痒；过食辛辣之物，则生湿生热，脾虚则运化失司，而令湿邪过剩，湿蕴而生热，湿热蕴积则生虫而痒。正如《诸病源候论》所说："妇人阴痒是虫食所为。"

治疗方法

清热除湿，杀虫止痒。

取穴 （图85）

中极、曲骨、次髎、三阴交、太冲。

方解

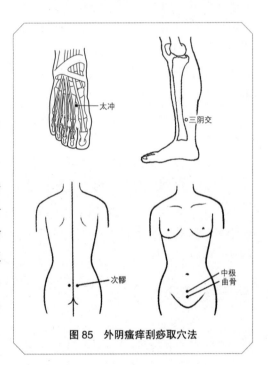

图85　外阴瘙痒刮痧取穴法

中极、曲骨为任脉腧穴，中极又为膀胱经募穴，可清湿热、止瘙痒，曲骨可清湿热、止浊带；次髎为膀胱经腧穴，阳气聚结于此，可清下焦湿热；三阴交可调肝、脾、肾之经气，清湿热，止阴痒；太冲为肝经原穴，可清肝热，止阴痒。

操作

取刮痧板，先刮拭腰骶部次髎，再刮拭腹部中极、曲骨，最后刮拭下肢三阴交、太冲。施泻法，以出痧为度。每日或隔日治疗1次。

注意事项

1. 注意经期个人卫生，保持外阴清洁干燥。
2. 内裤应穿纯棉织品，勤洗换。
3. 不可用碱性强的肥皂、浴液清洗外阴。
4. 对外阴不可搔抓。

⑤ 忌食辛辣及刺激性食物及酒酪。

⑥ 不可用热水烫洗外阴。

外阴白斑

外阴白斑，又称为"阴道白斑""女阴白色病变"，现称为"外阴营养不良"。其是以女性外阴黏膜呈灰白色、粗糙、浸润、增厚或萎缩，并伴有瘙痒、疼痛、溃疡或感染的皮肤病。此病多见于30～60岁女性，尤以更年期后女性较多，中医称之为"阴痒""阴肿""阴疮""阴蚀"。其临床多表现为女性外阴部尤其是大阴唇黏膜处生有白斑，局部剧烈瘙痒、疼痛，夜间尤甚，难以入睡，搔抓后皮损处浸润肥厚，有鳞屑及有湿疹样变。

病因病机

中医学认为，其病因多与肝、脾、肾关系密切。肝经循少腹绕阴器，肝失疏泄，肝郁化火，则气血不调，外阴失养；肝经湿热，下行蕴于阴户，浸淫肌肤；脾主肌肉，肾主前阴，脾肾虚损，精血不足，则皮肤黏膜失去濡养而干燥、粗糙、变白、阴痒。

治疗方法

滋补肝肾，清热除湿。

取穴 （图86）

脾俞、肾俞、腰阳关、关元、曲骨、血海、三阴交。

方解

脾俞、肾俞为膀胱经腧穴，脾俞可补益气血、濡养肌肤，肾俞为肾之背俞穴，肾开窍二阴，故可滋养前阴；腰阳关为督脉腧穴，其可疏通经气，改善气血运行；关元、曲骨为任脉腧穴，关元

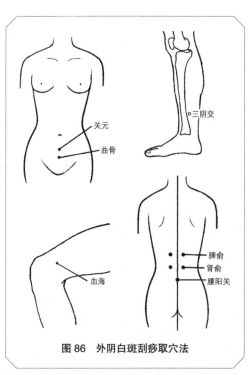

图 86　外阴白斑刮痧取穴法

又为与足三阴经交会，可调肝、脾、肾之经气，曲骨又为任脉与肝经交会穴，肝经绕阴器，故二穴可令气血通畅，滋润濡养外阴；血海为足太阴脾经腧穴，可补益气血；三阴交为脾经腧穴，可除湿热，养外阴。

操作

取刮痧板，先刮拭背部之脾俞、肾俞、腰阳关，再刮拭腹部关元、曲骨，最后刮拭下肢部血海、三阴交。施平补平泻手法，以出痧为度。隔日治疗1次。

注意事项

1. 保持外阴部位的清洁卫生。
2. 少食辛辣食物，戒除烟酒。
3. 切忌搔抓外阴部位。
4. 保持心态平和，忌忧思恼怒。

远离疾患
健康女人会更美

众所周知，美丽是建立在健康基础之上的，只有拥有了健康，美丽才可如影随行。刮痧则可以给人惊喜，在带给人健康的同时，也送去了美丽。

感冒

感冒，俗称"伤风"，是由风邪侵犯人体而引起的外感疾病。其临床多表现为恶寒（或恶风）、发热、头痛、鼻塞、声重、喷嚏、咳嗽、清涕（或稠涕）、喉痛等全身不适的症状。汉代张仲景在《伤寒论》中说："太阳病，或已发热，或未发热，必恶寒，体痛，呕逆，脉阴阳俱紧者，名为伤寒。""太阳病，发热汗出，恶风，脉缓者名为中风。"此论即包括今之感冒。

病因病机

中医学认为，其病因多为禀赋不足，卫外不固，外邪乘虚而入；或起居不慎，劳汗当风，外邪入侵体内，客其身形伤肺卫而致病。此正如明代张景岳指出："非其时而有其气"，是为"虚邪贼风"，若不"避之有时"，体虚之人遇之，两虚相得，客其身形伤人致病。

治疗方法

疏风解表，宣肺止咳。

取穴（图87）

1. 风寒感冒：风池、大椎、风门、肺俞、肩胛部、中府、前胸区域。

2. 风热感冒：曲池、风池、风门、肺俞、合谷；放痧大椎。

3. 加减：咳嗽有痰者，可加丰隆、列缺。

方解

1. 风池为足少阳胆经腧穴，为手足少阳、阳维、阳跷之会，四阳之气交会于此，故可散发风邪，祛除表邪；大椎为督脉腧穴，可疏调太阳之气，除寒散邪，调和营卫；风门、肺俞皆为膀胱经

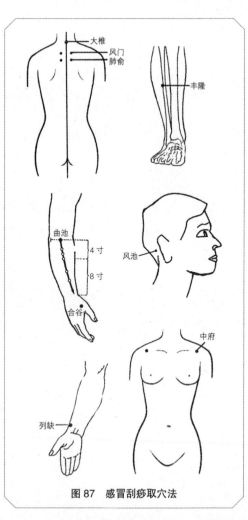

图87　感冒刮痧取穴法

腧穴，风门可泄诸阳之热邪，散一切之风邪，肺俞为肺之背俞穴，可宣肺祛风；中府为肺经之腧穴，可宣肺降逆。

2. 曲池为手阳明大肠经之合穴，可散风泄热，宣通气血；合谷为手阳明大肠经之原穴，可泄热散风，托邪外出；余穴同上。

3. 丰隆为足阳明胃经之络穴，可清热祛痰；列缺为手太阴肺经之腧穴，可肃肺降气止咳。

操作

1. 风寒感冒：先阳后阴（即先背后胸），先上后下依次对选取的腧穴进行刮拭，至出痧为止。

2. 风热感冒：先用三棱针在大椎穴点刺，再施放火罐，再依序刮拭风池、风门、肺俞诸穴，最后刮拭曲池、合谷，刮拭至出痧止。

注意事项

1 保持室内空气流通，少去公共场所。
2 避风寒，适当增加衣物。
3 不可过度劳累，注意劳逸结合。
4 饮食宜清淡，不可过于油腻、辛辣。

小贴士

预防流感艾灸方

取穴：足三里。
方法：施温和灸，每次灸20分钟，每天灸1次，连灸3天。

失眠

失眠，中医称为"不寐""不得眠"。据调查显示，我国"怀疑失眠"和失眠的人群约为45%，如果再加上各类睡眠障碍者，则全国至少有50%的人不能每个晚上都睡个好觉。这主要和当前人们工作压力大、节奏紧张、饮食不节、被生物钟扰乱等有关。其临床多表现为入睡困难，眠浅，多梦，易惊醒，醒后难入睡，伴有易兴奋、易疲劳、心慌、心悸、记忆力下降等。

👤 病因病机

关于失眠，明代大医家张景岳曾说："寐本乎阴，神其主也，神安则寐，神不安则不寐。其所以不安者，一由邪气之扰，一由营血之不足。"所以，失眠者多为思虑过度，劳伤心脾，平日想事多，晚上睡眠很轻，半夜易惊易醒，醒后辗转反侧，再难入睡；或肾水亏虚，心火亢盛，入睡困难，翻来覆去，让人心焦，难以入眠，此为心肾不交；或肝郁化火，由抑郁、焦虑而导致失眠。

👤 治疗方法

清心除烦，镇静安神。

取穴 （图88）

百会、风池、大椎、陶道、神堂、神门、涌泉。

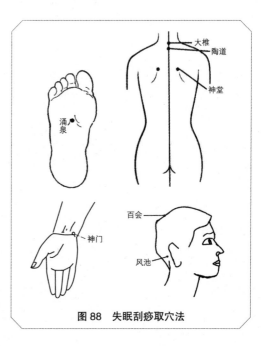

图88 失眠刮痧取穴法

方解

百会、大椎、陶道皆为督脉腧穴，百会又为诸阳之会，其络入脑，可清头目，宁神志；大椎为手足三阳经、督脉之交会穴，陶道为督脉与膀胱经之交会穴，故二穴可祛风，清热，安神；风池为胆经腧穴，可散风泄热；神堂为膀胱经腧穴，又与心俞相邻，可宁心安神；神门为心经原穴，可安神定志；涌泉为肾经之井穴，可滋阴降火，交通心肾。

操作

取刮痧板，依次由上向下刮拭百会、风池、大椎、陶道、心俞，除头部腧穴外，余穴应刮拭出痧，并点揉神门、涌泉穴。每日或隔日治疗1次。

👤 注意事项

① 生活要有规律。睡眠、工作、学习要规律，保持心态平静，精神放松。

② 要有良好的睡眠环境。光线不可太强，环境不可嘈杂。

③ 晚餐不可过饱。晚上不宜饮浓茶或浓咖啡。

④ 坚持劳逸结合。适当进行体育锻炼。

⑤ 可适当选择食疗，如牛奶、桂圆、红枣、莲子、百合。

健忘

健忘，实际上就是记忆力减退。当前很多人，特别是中青年人群，工作繁忙，压力过大，事物缠身，除做好本职工作外，还要思考如何处理好和领导关系、同事关系、家庭关系等，令大脑负担过重；应酬场面上无节制地饮酒，更是对大脑造成恶性刺激。进而出现遇事易忘，甚至转眼即忘，另外，有的人在谈话时不知所云，办事丢三落四。中医称之为"善忘""喜忘""易忘"。

🧍 病因病机

中医学认为，健忘的主要原因是心脾不足，肾精亏损。《济生方》曰："盖脾主意与思，心亦主思，思虑过度，意舍不清，神宫不职，使之健忘。"《张氏医通》曰："健忘者，俱责之于心肾不交。"此外，痰浊和瘀血也会上扰神明，而致健忘。

🧍 治疗方法

补益心血，健脑益智。

取穴 （图89）

百会、心俞、脾俞、神门、足三里。

方解

百会为督脉腧穴，又为督脉之极，是阳气之总会，可益气升阳，健脑益智；心俞、脾俞皆为膀胱经腧穴，心俞又为心之背俞穴，脾俞又为脾之背俞穴，故心俞可补心血、益心气，脾俞可补益气血；神门为心经腧穴，可养血安神益智；足三里为足阳明经之合穴，可补益后天，

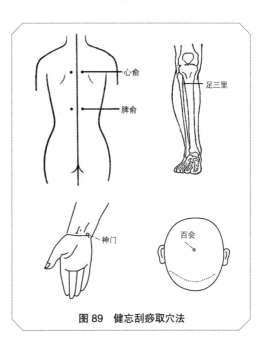

图89 健忘刮痧取穴法

化生气血，健脑益智。

操作

取刮痧板，依次由上至下刮拭百会、心俞、脾俞，再刮拭上肢神门、下肢足三里。刮拭力度由轻渐重，以出痧为度。隔日治疗1次。

注意事项

1 劳逸结合，适当进行体育、文娱活动，缓解压力。
2 可经常背诵古诗词，增强记忆力。
3 适当进行食补，可适当多吃核桃、鸡蛋、肉等。
4 自我按摩百会、印堂、太阳、风池、神门穴，以提高记忆力。

低血压

低血压是指成年人的血压低于90/60mmHg或12/8kPa，属于中医的"眩晕""虚损"等范畴。其临床多表现为头晕眼眩，头痛身痛，疲劳气短，食欲不振，面色不华，耳内蝉鸣，晕车晕船，记忆力差，反应迟钝，甚则自汗盗汗，夜多噩梦，四肢厥冷等。

病因病机

中医学认为，心主血脉，肺朝百脉，素体不强，中气虚弱，心肺之气不能推动血行脉中，上荣于脑；或脾气不足，无以化生气血；或肾气亏损，不能使精气上达，而荣于脑。明代张景岳曾说："盖虚损之谓，或有发现于一证，或有因恙于暂时，凡在经在脏，但伤元气，则无非虚损病也。"

治疗方法

调和气血，益气升压。

取穴 （图90）

百会、心俞、膈俞、脾俞、肾俞、中脘、气海、足三里。

方解

百会为督脉腧穴，位于巅顶，为诸阳之会，可提升阳气；心俞、膈俞、脾俞、肾俞皆为膀胱经腧穴，可调心、脾、肾之气机，益气养血；中脘、气海为任脉腧穴，可补气血，升血压；足三里为足阳明经之合穴，可补中健脾，化气生血。

操作

取刮痧板，先刮拭头顶百会，再由上而下，依次刮拭背部之心俞、膈俞、脾俞、肾俞，然后刮拭胸腹之中脘、气海穴，最后刮拭下肢部足三里。手法施用补法，以刮拭出痧为度。每日或隔日治疗1次。

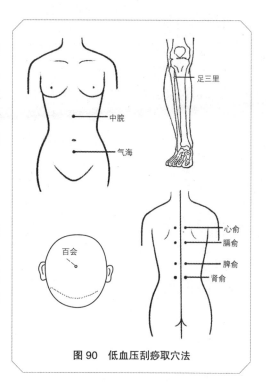

图 90　低血压刮痧取穴法

注意事项

1 积极参加体育锻炼，增强体质。
2 增加营养，多饮水喝汤。
3 节制房事。

贫血

贫血，是指循环血液中的红细胞数或血红蛋白量低于正常。一般以血红蛋白量低于正常参考值95%下限作为诊断标准（成年男性血红蛋白<120g/L，成年女性血红蛋白<110g/L，妊娠女性血红蛋白<100g/L），属于中医学"血虚""虚劳""黄胖病"等范畴。其临床多表现为皮肤粗糙，晦暗少泽，肤色萎黄或苍白，毛发干枯、分叉、易脱落，头晕眼花，气短乏力，心慌心跳，失眠多梦，少气懒言，食少便溏，腹胀恶心，指甲脆裂，甚至轻度浮肿，性欲降低。

病因病机

中医学认为，其病因多为禀赋不足，先天体质虚弱；或后天失养，营养不足，或脾失健运，令气血生化无源；或肾气不足，生精藏髓的功能受损；或外伤等因素导致失血过多等。《素问·八正神明论》曰："血气者，人之神，不可不谨养。"

治疗方法

补益心脾，调养气血。

取穴 （图91）

心俞、膈俞、脾俞、气海、血海、中脘、足三里。

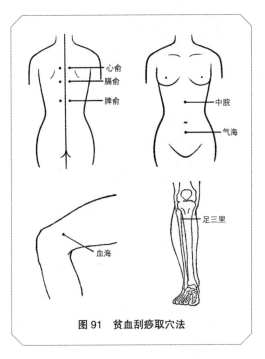

图91 贫血刮痧取穴法

方解

心俞、膈俞、脾俞皆为膀胱经腧穴，可益气补血；中脘、气海为任脉腧穴，可补中气，益气血；血海为脾经腧穴，可气血双补；足三里为足阳明经合穴，可健脾胃，以助气血生化之源。

操作

取刮痧板，先刮拭背部之心俞、膈俞、脾俞，再刮拭或点揉中脘、气海，最后刮拭下肢部血海和足三里。刮拭以出痧为度。隔日治疗1次。

注意事项

1. 加强营养，增强体质。
2. 对于贫血严重者，可给予输血。

眩晕

眩晕，又称为"头眩""掉眩"。眩，是指眼花、眼前发黑；晕，是指头晕，站立不稳。二者多同时出现，故称为眩晕。其临床表现多为头晕目眩，飘忽不定，如坐舟车，无法站立，甚至不能睁眼，还常伴有恶心呕吐，耳鸣耳聋，汗出，面色苍白等。《灵枢·海论》曰："脑为髓之海，……髓海不足，则脑转耳鸣，胫酸眩冒，目无所见，懈怠安卧。"

病因病机

中医学认为，其多因情志不遂，忧思恼怒，肾阴不足，而令肝阳上亢，故《素问·至真要大论》曰："诸风掉眩，皆属于肝。"或饮食不节，恣食厚味，则易生火生痰，痰火上扰，可上蒙清窍，正如朱丹溪所说："无痰不作眩。"此外，气血虚弱，不能上荣清窍，亦可导致眩晕。《医灯续焰》曰："气不足则不能上达，以致头目空虚而眩晕时作矣。"《证治汇补》亦说："……使诸血失养，妄行，此眩晕生于血虚也。"

治疗方法

疏通经络，开窍醒神。

取穴 （图92）

百会、风池、天柱、胆俞、肾俞、气海、侠溪、太冲。

方解

百会为督脉腧穴，督脉络于脑，故可清头目，止眩晕；风池为胆经腧穴，位于头部，可疏调头部气机；天柱、胆俞、肾俞皆为膀胱经腧穴，天柱有补脑益髓之作用，胆俞可疏利肝胆、清利头目，肾俞可补肝肾、培元固本；气海为任脉腧穴，可补益气血；侠溪为胆经腧穴，可泻肝胆之火；太冲为肝经腧穴，可降逆气，泻肝火。

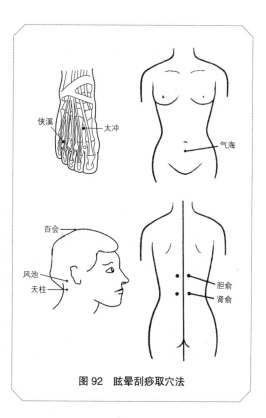

图92 眩晕刮痧取穴法

操作

　　取刮痧板，先刮拭头颈部之百会、风池、天柱，再刮拭背部之胆俞、肾俞，前腹部之气海，最后刮拭或点揉下肢之侠溪、太冲。刮拭以出痧为度。每日或隔日治疗1次。

注意事项

1　保持心情舒畅，乐观情绪。
2　劳逸结合，保证充足的睡眠。
3　饮食宜清淡，忌烟酒、油腻、辛辣食物。

偏头痛

　　偏头痛，是疼痛部位发生在头部偏侧的疼痛，多呈间歇性。其临床可分为典型偏头痛和普通型偏头痛。典型偏头痛，多有家族史，发作前有前驱症状，出现手指、口唇麻木，眩晕，视力障碍和呕吐现象，疼痛时间较长，可达4～6小时；普通型偏头痛，则没有前驱症状，但可有紧张、抑郁等情志变化，一般疼痛时间较短。偏头痛临床表现多为疼痛剧烈，甚至头欲裂而不可忍，剧痛后则缠绵不休，久久不断。李东垣在《内外伤辨惑论》中说："如头半边痛者，此偏头痛也。"张子和在《儒门事亲》中亦说："病额角上，耳上痛，俗呼为偏头痛。"

病因病机

　　中医学认为，头为"诸阳之所聚""清阳之府""髓以脑为主"，故五脏六腑之精华皆上注于头。而"巅高之上，唯风可到"，六淫之邪上犯巅顶，清阳受阻，脉络不畅，气血逆乱，清窍失养；或七情不和，五志过极，令肝、脾、肾失调，而致气血失和，经络瘀阻，清阳阻遏，清空失养则致头痛。此正如《临症指南·医案》所言："头为诸阳之会，与厥阴肝脉会于巅，诸阴寒邪不能上逆，为阴气窒塞，浊邪得以上据。"

治疗方法

　　祛风通络，活血止痛。

取穴　（图93）

　　太阳、率谷、颌厌、悬厘、悬颅、外关、合谷。

方解

颔厌、悬厘、悬颅、率谷皆为胆经腧穴，可疏肝祛风，通络止痛；太阳为经外奇穴，可活血，祛风，止痛；外关为手少阳三焦经腧穴，可通络活血；合谷为手阳明经腧穴，可行气化瘀止痛。

操作

取刮痧板，先点揉或刮拭太阳、悬厘、颔厌、悬颅、率谷，然后刮拭外关、合谷。每日治疗1次。

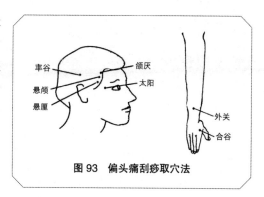

图 93 偏头痛刮痧取穴法

注意事项

1. 调节情志，避免忧思恼怒。
2. 忌食刺激性食物及烟酒。
3. 劳逸结合，不可过度用脑。
4. 锻炼身体，提高免疫力。

面肌痉挛

面肌痉挛，是以一侧面部肌肉做阵发性、不规则的、无痛的不由自主抽搐为特点的病症，属于中医学"面风""目瞤""筋惕肉瞤"等范畴。其临床多表现为初起多由一侧面部眼轮匝肌间歇性抽搐，逐渐扩散至口角、面部等部位；严重者可导致面部㖞斜，肌肉拘紧、萎缩。抽搐可因疲劳、精神紧张等加剧，入睡后抽搐停止，不发作时一切如常人。少数病人可伴有头痛、耳鸣等。

病因病机

中医学认为，其病因多为七情不调，气郁不畅，肝失疏泄，气血运行受阻，经脉失养；或外风所袭，邪客脉中，引动筋脉收引；或肝肾阴虚，阳气失其抑制，亢而生风。《临证指南》曰："内风乃为中阳气之变动。"

治疗方法

舒筋通络，息风止痛。

取穴 （图94）

下关、颊车、四白、地仓、太阳、合谷。

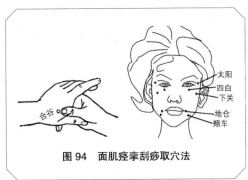

图94　面肌痉挛刮痧取穴法

方解

下关、颊车、四白、地仓、太阳均位于面部，可疏调面部经筋、脉络之气；合谷为手阳明经之原穴，"面口合谷收"，可息风止痉。

操作

取刮痧板，点揉或轻刮下关、颊车、四白、地仓、太阳、合谷。面部腧穴手法宜轻，轻柔舒缓。隔日治疗1次。

注意事项

① 保持心态平和，避免过度紧张和激动。
② 注意劳逸结合，避免过度疲劳。
③ 做好防护，避免受风邪或寒邪的侵袭。
④ 生活有序，保障睡眠。
⑤ 本病病程较长，应耐心治疗。

面神经麻痹

面神经麻痹，中医称之为"面瘫""口㖞""口僻""吊线风"等，俗称"口眼歪斜"，是以口、眼向一侧歪斜为主要表现的病症。其临床多表现为一侧面部肌肉板滞、麻木、瘫痪，眼闭合不全，额纹消失，眼裂变大，鼻唇沟变浅，鼓腮漏气，漱口流水，口角下垂歪向健侧，病侧不能皱眉、蹙额、闭目等；部分病人会有耳后疼痛，听觉过敏等症。《灵枢·经脉》曰："足之阳明，手之太阳，筋急则口目为僻，目眦急不能卒视。"《千金要方·诸风》亦曰："夫眼眴动，口偏㖞，舌不转者……口僻。"

病因病机

中医学认为，其病因多为风邪袭络。病人平素体质不强，或劳累过度，劳后汗出当风，卫外不固，风寒或风热之邪乘机而入，风中面部经络，经络闭阻，经脉失利，纵缓不收，发为口僻。此正如《灵枢·经脉》篇所说："颊筋有寒，则急引颊移口。有热则筋弛纵，缓不胜收，故僻。"

治疗方法

活血祛风，疏理筋脉。

取穴 （图95）

哑门、风池、翳风、阳白、颧髎、下关、颊车、地仓、四白、迎香、攒竹、合谷、足三里。

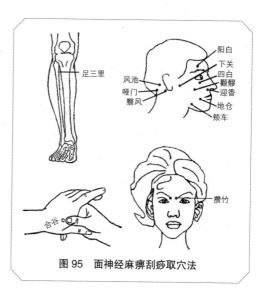

图95　面神经麻痹刮痧取穴法

方解

哑门为督脉腧穴，可振奋面部阳气；风池、翳风可祛风通络；阳白、颧髎、下关、颊车、地仓、四白、迎香、攒竹为面部腧穴，可疏调局部经筋气血，活血通络；合谷可治面部疾患，"面口合谷收"；足三里可补益气血，濡养筋脉。

操作

取刮痧板，先刮拭哑门，力度可稍大，再刮拭翳风至风池，然后刮试面部的阳白至攒竹，四白至迎香，颊车至地仓，点揉下关、颧髎，最后刮拭合谷（对侧）和足三里，以出痧为度。每日或隔日治疗1次。

注意事项

① 发病后要及早治疗。

② 可适当配合面部按摩和热敷。

③ 面部应避风寒，外出可戴口罩、眼罩。

中风后遗症

中风后遗症，是指在中风急性期过后半年仍然遗留半身不遂症状的病症，属于中医学"中风"范畴。其临床多表现为患侧僵硬拘挛，迈步困难，关节屈伸不利，手指不能伸开，形成上肢有"挎蓝"，下肢有"划圈"的动作行态，同时可伴有头晕、耳鸣、言语不利、手足浮肿等症状。《灵枢·刺节真邪篇》曰："虚邪偏客于身半，其入深，内居荣卫稍衰，则真气去，邪气独留，发为偏枯。"

病因病机

中医学认为，其病因多为五志过极，肝阳上亢，气血并逆于上，经络阻塞，气血瘀滞，经脉失荣；或劳役过度，体虚多病，气血虚弱，气虚不能运血，气不行，血不荣，则气血瘀滞，血脉痹阻而致。隋朝《诸病源候论·风病诸候》曰："偏枯者，由血气偏虚，则腠理开，受于风湿，风湿客于身半，在分腠之间，使血气凝涩，不能润养，久不瘥，真气去，邪气独留，则成偏枯。"

治疗方法

疏通经络，行气活血。

取穴 （图96）

百会、风池、心俞、肝俞、肾俞、曲池、合谷、环跳、足三里、阳陵泉、丰隆、三阴交。

方解

百会为督脉腧穴，可升举阳气；风池可疏风祛邪；心俞、肝俞、肾俞皆为膀胱经腧穴，可调心、肝、肾之经气；曲池、合谷为手阳明经腧穴，阳明经多气血，可补气血，养筋脉；环跳、阳陵泉为胆经腧穴，可疏调下肢经脉气血；

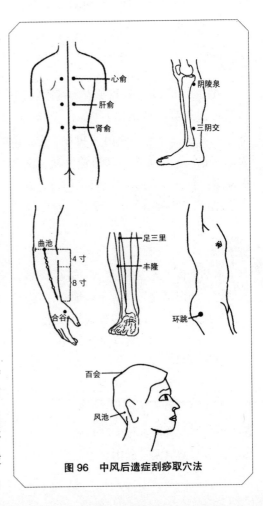

图96 中风后遗症刮痧取穴法

足三里、丰隆为足阳明胃经腧穴，可宣通脾胃气机，化除痰浊；三阴交为脾经腧穴，可调肝、脾、肾之经气，疏通气血，濡养筋脉。

取刮痧板，先点揉或刮拭百会、风池，再刮拭背部的心俞、肝俞、肾俞，然后刮拭上肢的曲池、合谷，最后刮拭下肢的环跳、足三里、阳陵泉、丰隆、三阴交等穴，以出痧为度。每日或隔日治疗1次。

注意事项

1. 调节情志，保持愉快心情。
2. 加强肢体功能锻炼。
3. 食物要低油、低盐、低胆固醇。
4. 要积极防治高血压病。

精神抑郁症

精神抑郁症，是指由于情志不舒，气机郁滞所引起的一类病症，属于中医学"癫证""郁证"范畴。其临床表现为情绪低落，情志不畅，郁闷抑郁，对外界事物丧失兴趣，或焦虑不安，激动难已，善怒易哭。多同时伴有胸闷太息，失眠多梦，心悸胆小，头晕头痛，并有主诉繁多，时重时轻，而无器质性病变。《丹溪心法·六郁》曰："郁者，结聚而不得发越也，当升者不升，当降者不降，当变化者不得变化也。"

病因病机

中医学认为，其病因多为七情不调，肝气郁结，或忧思不解，隐曲不伸，而损伤心、肝、脾诸脏；或精神紧张，压力过大，思虑忧愁，耗伤心脾，扰乱心神，内生痰湿。明代《医学正传》曰："或七情之抑遏，或寒热之交侵，故为九气怫郁之候。或雨湿之侵凌，或酒浆之积聚，故为留饮，湿郁之郁。"

治疗方法

疏肝解郁，调理阴阳。

取穴 （图97）

百会、风府、大椎、心俞、谚谛、内关、大陵。

方解

百会、风府、大椎皆为督脉腧穴，督脉入脑，故三穴可通达阳气，开窍醒神；心俞、億譆为膀胱经腧穴，可补益气血，益智醒神；内关、大陵为手厥阴心包经腧穴，可宽胸解郁。

操作

取刮痧板，先刮拭或点揉头部百会、风府，再刮拭背部之大椎、心俞、谚谛，最后刮拭上肢内侧的内关和大陵，刮拭以出痧为度。每日或隔日治疗1次。

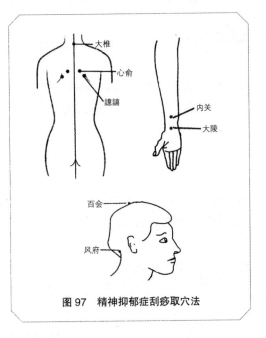

图97 精神抑郁症刮痧取穴法

注意事项

① 调节情志，保持乐观情绪。
② 适当参加体育锻炼或文娱活动。

胆汁反流性胃炎

胆汁反流性胃炎，是指胃窦与十二指肠运动失调，十二指肠内容物逆流入胃，引起胃黏膜病理性损害，属于中医学"反胃""呕吐""吐酸""嘈杂"等范畴。其临床多表现为胃脘部有烧灼样痛感，伴有腹胀，或有胆汁性呕吐。

病因病机

中医学认为，其病因多与饮食、情志等因素有关。多系七情不调，忧思恼怒，气郁伤肝，肝失疏泄，肝胆之气，横逆犯胃，阻塞气机而成。《圣济总录》曰："呕吐者，胃气上而不下也。"《证治汇补》亦曰："呕苦知邪在胆，吐酸识火入肝。"《灵枢·四十气》曰："善呕,呕有苦,……
邪在胆,逆在胃。"

治疗方法

疏肝理气,降胃止逆。

取穴 （图98）

上脘、中脘、脾俞、胃俞、胆俞、
内关、足三里。

方解

上脘、中脘为任脉腧穴,二穴可健
脾益胃,疏通胃气;脾俞、胃俞、胆俞
为膀胱经腧穴,又分别为脾、胃、胆之
背俞穴,可健脾胃,疏肝胆;内关为心
包经之络穴,可和胃降逆止痛;足三里
为胃经之合穴,可调胃气,止疼痛。

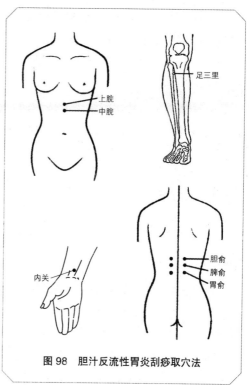

图98 胆汁反流性胃炎刮痧取穴法

操作

取刮痧板,先刮拭背部之胆俞、脾俞、胃俞,再刮拭腹部的上脘、中脘,然后刮
拭前臂之内关,最后刮拭下肢的足三里。施平补平泻手法,以出痧为度。每日或隔日
治疗1次。

注意事项

① 卧床时,头部应取高位。
② 忌食辛辣、肥甘食物,忌烟酒、咖啡等。

胆囊炎

胆囊炎,是指胆囊受到细菌感染或结石、寄生虫、化学因素的刺激引起的炎性病
变,有急性和慢性之分,多发于青壮年,女性多于男性。其临床多表现为右上腹部和
胁肋部反复发生疼痛、触痛,疼痛常放射到背部及肩部,一般多于饱餐后或夜间发

生，有明显的腹胀、嗳气、厌油腻现象，常伴有呕吐，个别可有高热、黄疸，属于中医学"胆胀""胁痛""黄疸"等范畴。

病因病机

中医学认为，其病因多为七情不调，情志不遂，肝气郁结，疏泄不畅，气机失调，正如《内经》曰："邪在肝，则两胁中痛，……邪客于足少阳之络，胁痛不得息。"或饮食不节，湿热内蕴，熏蒸肝胆；或外感热毒，聚结肝胆，腐肉成脓。

治疗方法

疏肝利胆，理气止痛。

取穴　（图99）

膈俞、胆俞、中脘、日月、阳陵泉。

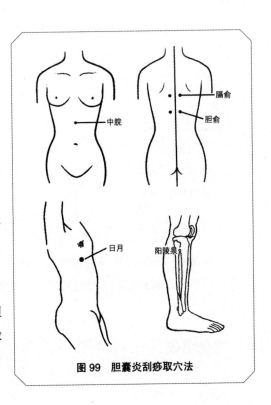

图99　胆囊炎刮痧取穴法

方解

膈俞、胆俞为膀胱经腧穴，二穴可活血止痛；中脘为腑之会，可通调肝脾，行气止痛；日月为胆之募穴，可调治本腑；阳陵泉为胆经下合穴，"合治内腑"。

操作

取刮痧板，先刮拭背部之膈俞、胆俞，再点揉腹部中脘，刮拭日月穴，最后刮拭阳陵泉。刮拭以出痧为度。每日治疗1次。

注意事项

❶ 调节情志，保持乐观情绪。

❷ 忌食蛋类及煎炸等油腻食物和酒类。

❸ 睡眠时应尽量保持左侧卧位，以利胆汁的排泄。

甲状腺功能亢进症

甲状腺功能亢进症，简称"甲亢"，是由于甲状腺素分泌过多所致的疾病。其临床多表现为甲状腺肿大或不肿，体乏无力，怕热多汗，善食易饥，体重减轻，情绪激动，心烦易怒，手指颤动，心悸失眠，或眼球外凸等。本病属于中医学"瘿气""消渴""心悸""怔忡"范畴，多发于20～40岁的女性。

病因病机

中医学认为，其病因多为情志内伤及环境因素。七情不调，忧思恼怒，痰气汇结于颈部，五志过极，伤阴化火，令阴液亏乏；或饮食不节，嗜食辛燥肥甘，损伤脾胃，痰浊内生，循经上汇于颈；或气血郁结，凝滞经络；或肝肾阴虚，水不涵木，肝阳化火，而致肝风内动。《医学入门·外科脑颈门·瘿瘤》曰："原因忧恚所致，故又曰瘿气，今之所谓影囊者是也。"《杂病源流犀烛·瘿瘤》亦曰："瘿瘤者，气血凝滞，年数深远，渐长渐大之症。何谓瘿，其皮宽，有似樱桃，故名瘿，亦名瘿气，又名影袋。"

治疗方法

疏肝解郁，消瘿散结。

取穴 （图100）

廉泉、天突、风池、平瘿穴（第4、5颈椎间，旁开7分处）、间使、合谷、足三里、阴陵泉。

方解

廉泉、天突为任脉腧穴，又位于甲状腺旁，可顺气，降逆，化痰；风池可祛风通络；平瘿穴为治甲亢经验穴；间使为心包经腧穴，可泻心火；合谷、足三里为手足阳明经腧穴，其经循行过颈，可疏调颈部经气；阴陵泉为脾经之合穴，

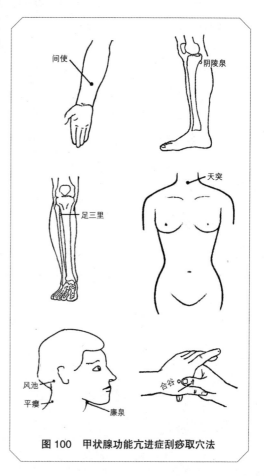

图100 甲状腺功能亢进症刮痧取穴法

可健脾除湿，以消痰湿之邪。

操作

取刮痧板，先刮拭项部之风池、平瘿穴，再轻刮廉泉、天突穴，然后刮上肢合谷、间使，最后刮拭足三里、阴陵泉。施泻法，以刮拭出痧为度。每日治疗1次。

注意事项

1 调节情志，保持心态平衡。
2 加强身体锻炼，提高免疫力。
3 减轻心理压力，避免精神紧张。

甲状腺功能减退症

甲状腺功能减退症，简称"甲减"，是由于甲状腺激素合成或分泌不足，机体代谢功能减退所致的慢性虚弱性疾病，属于中医学"虚劳""水肿"等范畴。其临床多表现为面色苍白或萎黄，精神萎靡，动作缓慢，少气懒言，嗜睡嗜卧，畏寒肢冷，纳差腹胀，腰酸膝软，肢体麻木，皮肤粗糙，心动过缓，女子可有体温偏低、月经不调等症。一般女性发病率高于男性。《医学三字经浅说》认为："'虚劳'二字联系起来加以认识，就是指'虚'由'劳'起，亦即指机体由于过度劳乏而致生理调节代偿功能，以及适应性抵抗力降低所致的一类疾病。"

病因病机

中医学认为，其病因多为素体阳气虚弱，真阳不足，卫外无权；或禀赋体弱，大病伤阴，而令真阴不足，阴虚生内热，相火内燔；或瘀血内阻，经络不通，气血阻滞，冲任失调。《医宗必读》曰："夫人之虚，不属于气，即属于血，五脏六腑，莫能外焉，而独主脾、肾者，水为万物之元，土为万物之母，二脏安和，一身皆治，百疾不生。"

治疗方法

温阳益气，补益脾肾。

取穴 （图101）

大椎、心俞、脾俞、肾俞、命门、中脘、气海、足三里。

方解

　　大椎、命门为督脉腧穴，大椎又与手足三阳经交会，可补益阳气，疏散寒邪；命门又为元气之本，可助命火；心俞、脾俞、肾俞皆为膀胱经腧穴，又分别为心、脾、肾之背俞穴，可补气血，调冲任，补肾精；中脘、气海为任脉腧穴，中脘又为胃之募穴，可健脾益阳，气海可补中益气；足三里为足阳明经之合穴，可壮元阳，补脏腑之虚损。

操作

　　取刮痧板，先刮拭背部之大椎、命门、心俞、脾俞、肾俞，再刮拭腹部之中脘、气海，最后刮拭足三里，以出痧为度。每日或隔日治疗1次。

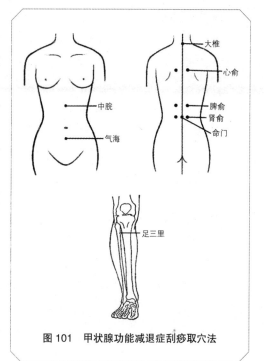

图 101　甲状腺功能减退症刮痧取穴法

注意事项

① 加强锻炼，提高免疫力。

② 加强营养，多食营养丰富、高蛋白、高维生素的食物。

③ 多食蔬菜、水果、豆类；忌辛辣、生冷、烟酒。

甲状腺肿大

　　甲状腺肿大，是以颈前喉结两侧肿大，软而不硬或伴结节，无疼痛，不破溃，逐渐增大，缠绵难消为特点的病症。其临床多表现为颈部逐渐粗大，漫结或结块，皮肤色泽不变，随吞咽而上下移动，剧大者可出现咽喉发堵、憋气、吞咽障碍、胸闷憋气，甚至声音嘶哑等症状。本病属于中医学"瘿病"的范畴，俗称"大脖子病"，一般中青年女性较为多发。

病因病机

中医学认为，其病因多为七情不调，情志郁结，气机失畅，津液不布，凝聚成痰，痰气交阻于颈部而成；或气滞血瘀，痰湿与瘀血互结于经络而成。隋朝《诸病源候论·瘿候》曰："瘿者由忧恚气结所生，亦曰饮沙水，沙随气入于脉，搏颈下而成之。"

治疗方法

理气化痰，软坚散结。

取穴 （图102）

阿是穴、廉泉、天突、肝俞、胆俞、天柱、身柱、臑会、曲池、合谷、足三里、丰隆。

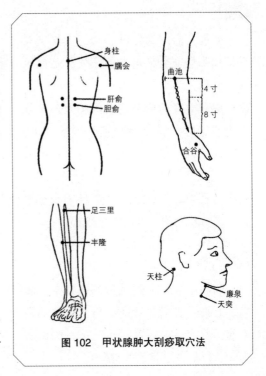

图102 甲状腺肿大刮痧取穴法

方解

阿是穴可疏通局部经气，散结消瘿；廉泉、天突为任脉腧穴，廉泉可滋阴利咽，天突可降气化痰；肝俞、胆俞分别为肝、胆之背俞穴，可疏肝解郁，调畅气机；天柱为膀胱经腧穴，又位于颈旁，可疏利局部气机；身柱为督脉腧穴，可调理气机；臑会为手太阳小肠经腧穴，太阳经循行过颈，"经脉所过，主治所及"；曲池、合谷为手阳明经腧穴，可行气活血，化痰散结；足三里、丰隆为足阳明经腧穴，可化痰散结消瘿。

操作

取刮痧板，先刮拭天柱、身柱、肝俞、胆俞，再刮拭前颈胸之阿是穴、廉泉、天突，然后刮拭上肢之臑会、曲池、合谷，最后刮拭下肢足三里和丰隆穴。需注意的是，刮拭阿是穴、廉泉等穴时手法宜轻，以微痧或出现热感为度；余穴可刮至出痧。每日或隔日治疗1次。

注意事项

① 保持良好心态，切忌忧思恼怒。
② 合理安排工作，注意劳逸结合，减轻心理压力。
③ 可平日多食海带、紫菜等含碘食物。
④ 增加体育锻炼，提高免疫力。

呃逆

呃逆，古代称为"哕"，俗称"打嗝"，是指气逆上冲，呃声连连，短促频繁，不能自控的病症，西医称之为"膈肌痉挛"。其临床表现多为呃呃声响，连接不断，短促，不能自控，只有在睡眠时呃声方止。《素问·宣明五气篇》曰："胃气逆为哕为恐……。"

病因病机

中医学认为，其病因多因感受寒凉以及饮食不节等，使胃受寒冷，失去和降，上逆而呃；或情志不畅，肝郁气滞，肝火上窜而犯胃，诱发或加重呃逆；或劳累过度，中气耗损，气机逆乱，亦会出现呃逆。《灵枢·口问》曰："谷气入于胃，乃传于肺……，寒气与新谷气俱还入于胃……，故呃逆也。"

治疗方法

宽胸利膈，降逆止呃。

取穴 （图 103）

膈俞、天突、膻中、上脘、内关、足三里。

方解

膈俞为膀胱经腧穴，可利膈止呃；天突、膻中、上脘均为任脉腧穴，天突可利咽止呃，膻中可理气降逆，上脘可降

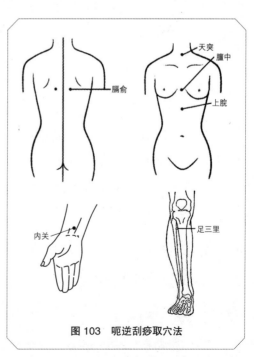

图 103 呃逆刮痧取穴法

逆平息；内关为手厥阴心包经络穴，可宽胸利膈；足三里为足阳明经合穴，可和胃降逆。

操作

取刮痧板，先刮拭背部之膈俞，手法宜重，再刮拭胸腹部之天突、膻中、上脘，然后刮拭前臂内关，最后刮拭下肢足三里。刮拭以出痧为度。每日治疗1次。

 注意事项

1. 调节情志，忌忧思恼怒。
2. 饮食应节制，不可过食生冷及冰冻饮料。
3. 劳逸结合，不可过于劳累。
4. 可用双手拇指按压攒竹穴，或用灯心草点灸天突穴止逆。

尿失禁

尿失禁，是指由于膀胱括约肌损伤或神经功能障碍而丧失排尿自控能力，使尿液不自主地流出的疾病，属于中医"遗溺"范畴。其临床表现为在头脑清醒的状态下，小便自行排出，尿湿裤子自己方知；或咳嗽、大笑、惊吓都会使小便流出；或听到流水声时，小便则控制不住；甚至有时刚有便意，就必须马上小便，但往往快到厕所，小便已自行流出。

病因病机

中医学认为，其病因主要为肾气不固，肾虚则膀胱气化不利，膀胱失约；肾主水，阳虚不得坚阴，小便失禁；或肺脾气虚，肺主敷布津液，通调水道，下输膀胱；或脾气宜升，负责中焦气机的升降，《金匮要略》说："上虚不能制下"；此外，湿热下注、下焦郁滞亦会造成小便失禁，正如《仁斋指直方》所说："下焦蓄血，与虚劳内损，则便尿自遗失而不知。"

治疗方法

补益脾肾，固摄下元。

取穴　（图104）

肾俞、膀胱俞、关元、中极、阴陵泉、足三里、三阴交。

（方解）

　　肾俞、膀胱俞分别为肾和膀胱的背俞穴，可以补肾固涩，调节膀胱气机；关元、中极为任脉腧穴，关元可以固肾气；中极为膀胱募穴，可以增强膀胱的约束力；阴陵泉、三阴交为脾经腧穴，阴陵泉可清湿热，三阴交可调理肝、脾、肾之经气；足三里可补益肺脾。

（操作）

　　取刮痧板，先刮拭脊部之肾俞、膀胱俞，再刮拭腹部之关元、中极，最后刮拭下肢足三里、阴陵泉、三阴交。刮拭可施补法，以刮拭出痧为度。隔日治疗1次。

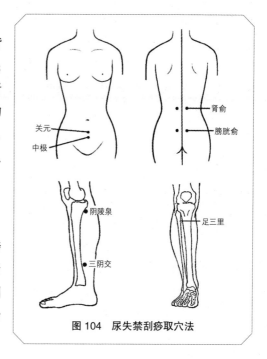

图104　尿失禁刮痧取穴法

关元　中极　肾俞　膀胱俞　阴陵泉　足三里　三阴交

注意事项

1　加强锻炼，增强体质。
2　经常做收腹、提肛练习。
3　少吃肥甘油腻食物、辛辣食物、酒及冷饮。

便秘

　　便秘，是指大便干燥难解，排便时间延长，或虽有便意，但排便困难者，属于中医学"脾约""大便难"的范畴。其临床表现为大便次数减少，常3～5日，甚至7～8日大便1次，甚至更长时间；或大便干结，临厕努挣；亦有每次临厕，大便均感觉排不干净。《金匮要略·五脏风寒积聚》曰："趺阳脉浮而涩，浮则胃气强，涩则小便数，浮涩相搏，大便则坚，其脾为约……。"

病因病机

　　中医学认为，便秘多因胃肠燥热，津液耗损，平日过食肥甘、辛辣食物，以致胃肠积热，耗伤津液，肠道干涩，积便难出；或津血亏虚，肠道失调，令大便不能润下排出；或情志不畅，气机郁滞，令传导失司，糟粕难下；或阳气不足，推动无力，导致大便难涩；或寒积冷结，宿食不化，使糟粕成冷秘不行。《灵枢·杂病》曰："腹满，食不化，腹不化，腹响响然，不能大便。"

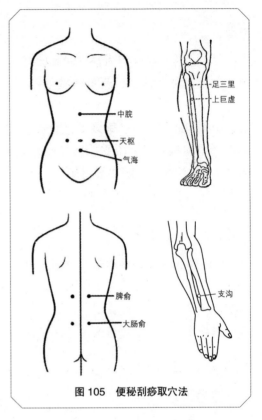

图 105　便秘刮痧取穴法

治疗方法

通调腑气，润肠通便。

取穴　（图 105）

中脘、气海、天枢、脾俞、大肠俞、足三里、上巨虚、支沟。

方解

中脘、气海为任脉腧穴，中脘又为腑会，可疏通肠腑，气海又为气会，可温下焦、理气滞；天枢、足三里、上巨虚为足阳明经腧穴，天枢又为大肠经募穴，可通腑气，足三里可扶助正气、滋润肠道，上巨虚又为合穴，"合治内腑"；支沟为三焦经腧穴，可泻火通便；脾俞、大肠俞又分别为脾、大肠背俞穴，脾俞可健运脾气，大肠俞可疏通大肠腑气。

操作

取刮痧板，先刮拭背部之脾俞、大肠俞，再刮拭腹部的中脘、气海、天枢，然后刮拭前臂支沟，最后刮拭足三里、上巨虚。刮拭应以出痧为度。每日或隔日治疗1次。

注意事项

1 保持乐观情绪，忌忧思恼怒。
2 生活有规律，养成定时上厕所的习惯。
3 注意饮食，多吃新鲜蔬菜和水果，少食肥甘及辛辣食物。

颈椎病

颈椎病，又称为"颈椎综合征"，是以颈部疼痛，活动受限，常常累及背部，并放射至两侧上肢乃至手指麻木为特征的疾病，中医称之为"骨赘"。其临床多表现为经常坐办公室的人工作或学习一天后，或长时间看书、读报、看电视后，出现头晕，颈部僵硬、酸痛，扭动不舒服，个别人在颈部活动时会听到"咔、咔"响声，上肢麻木，躺下睡觉也会感到颈部不适。此症的高发人群为会计、教师、IT工作者、理发师、美容师、司机等。

🧍 病因病机

中医学认为，其病因主要为感受风寒之邪，多因颈部受到空调、风扇或冷风的侵袭，而使经络闭阻，气血不通；或由于工作、学习保持长时间不变的固定姿势，而使气血循环受到阻碍，造成气滞血瘀；或由肝肾亏虚，肾气不足，肾主骨生髓，骨失所养而成。此正如张景岳所说："骨赘之形成，多由于肾气之不足。"

🧍 治疗方法

通经活络，祛风止痛。

取穴 （图106）

风池、天柱、颈夹脊、肩井、大椎。

方解

风池、天柱可改善颈部气血，疏通局部经脉；大椎为督脉腧穴，可通阳活络，激发阳气；颈椎夹脊可行气血，调阴阳，濡筋骨；肩井可疏通局部经络，行气血，止疼痛。

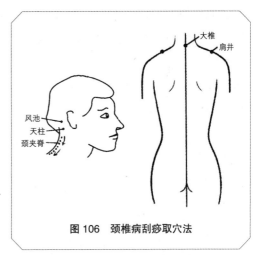

图106 颈椎病刮痧取穴法

操作

取刮痧板，先刮拭颈部之风池、天柱、颈夹脊、大椎，再刮拭肩井。施平补平泻手法，以出痧为度。隔日治疗1次。

👤 注意事项

① 避风寒，尤其是夏季颈部不可对着空调或风扇。
② 注意保健，长期伏案或低头工作者，连续工作时间不宜过长，可在1～2小时后，活动一下颈部和上肢。
③ 睡眠枕头的高低要适中，不可过高。
④ 有条件者，可适当进行颈部按摩。

肩痛

　　肩痛，就是肩部疼痛，无法活动，中医称之为"五十肩""漏肩风""肩凝症"，属于"痹症"范畴，西医则称之为"肩周炎"。其临床表现多为肩部疼痛，无法上举手臂、搔抓后背等，尤其是夜晚时，感到疼痛加重。一般50岁左右者较多见，且女性多于男性。

👤 病因病机

　　中医学认为，其病因多为正气不足，感受外邪所致。禀赋不强，正气不足，腠理不密，卫外不固；风寒或风湿之邪乘机外袭内侵，客于肌腠阻塞经络，令其闭阻不通，造成气血凝滞不行，不通则痛。正如《济生方》所说："皆因体虚，腠理空疏，受风寒湿气而成痹也。"

👤 治疗方法

　　活血祛瘀，通经止痛。

取穴 （图107）

　　肩髃、肩贞、臑会、臂臑、天宗、肩外俞、曲池、外关、合谷。

方解

　　肩髃、臂臑、肩贞、臑会可改善肩周局部气血运行，疏通经络；天宗、肩外俞均为手太阳小肠经腧穴，可改善肩

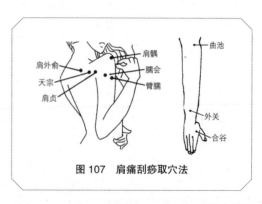

图107　肩痛刮痧取穴法

胛部位气血运行；曲池、合谷为手阳明经腧穴，二穴可疏通经络，宣散气血，搜风祛邪；外关为手少阳三焦经腧穴，可疏通经络，通利关节。

 操作

取刮痧板，先刮拭肩部的肩髃、肩贞、臑会，再刮拭三角肌下的臂臑，最后刮拭前臂的曲池、外关、合谷穴。刮拭施泻法，以出痧为度。可每日或隔日治疗1次。

注意事项

① 注意肩部保暖，避免风寒侵袭。
② 锻炼身体，提高免疫力。
③ 可每日有针对性地面对墙壁做2～3次上肢"爬墙"活动。

网球肘

网球肘，是以肘部疼痛，关节活动障碍为主要症状的病症，中医称为"肘劳"，属于"痹症"范畴。其临床表现为肘部关节疼痛、酸痛，手握物端起时疼痛加重，不能做提水或扭毛巾的动作，受冷后则疼痛加重，得保暖则缓解。此病症常和从事的工作有关，如砌砖工、抹灰工、裁剪、熨衣、打字员、网球运动员等较为多见。

病因病机

中医学认为，其病因多为体质虚弱，气血不足，劳累过度，损伤筋脉，以致经络受阻，气血不通，血不养筋；或感受风寒，外邪闭阻经络，阻塞筋脉，以致气血流动不畅。正如《灵枢·五变》说："粗理而肉不坚者，善病痹。"

治疗方法

舒筋通络，活血止痛。

取穴 （图108）

阿是穴、曲池、肘髎、手三里、合谷。

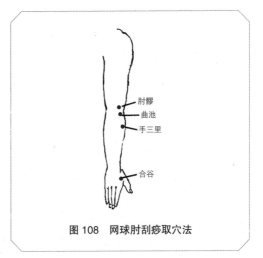

图 108　网球肘刮痧取穴法

方解

阿是穴可疏风散邪，通络止痛，直达病所；曲池、肘髎、手三里、合谷皆为手阳明经腧穴，可疏通经络气血，散邪止痛。

操作

取刮痧板，先大力点揉并刮拭阿是穴，再刮拭肘部之曲池、肘髎，最后刮拭前臂之手三里、合谷。施泻法，以出痧为度。每日治疗1次。

注意事项

① 注意局部保暖，避免感受风寒。
② 避免肘部过度用力。
③ 可配合使用按摩手法，恢复更快。

腰肌劳损

腰肌劳损，又称"腰肌筋膜炎""功能性腰痛"，是以腰或腰骶部疼痛，或疼痛牵及臀部及大腿上部为特征的病症。其临床多表现为初起时，腰部感到酸痛重着，转侧不利，休息后减轻，迁延日久反复发作，日久则渐加重，遇劳则痛，虽休息后亦不减轻，遇阴雨天，病势可加重，腰部功能部分受限。其多见于伏案工作的中年人，运动较少者，或长期做体力劳动者。

病因病机

中医学认为，腰为肾之府，肾虚则外府不荣；或外受六淫之邪，动经伤络，邪气阻滞，腰失荣养；或工作中姿势不当及工作过度劳累，而令气血受损，运行受阻，导致腰部疼痛。《三因极—病证方论·腰痛病论》曰："夫腰痛属肾虚，亦涉三因所致，在外则脏腑经络受邪，在内则忧思恐惊，以致房劳堕坠，皆能使痛。"

治疗方法

疏通经络，活血止痛。

取穴 （图109）

肾俞、大肠俞、委中、承山、昆仑。

方解

肾俞、大肠俞、承山、委中、昆仑皆为膀胱经腧穴，肾俞、大肠俞可壮腰益肾；委中可疏通腰背之经气；承山可疏通足太阳经气，活络止痛；昆仑可疏调太阳经气，止疼痛。

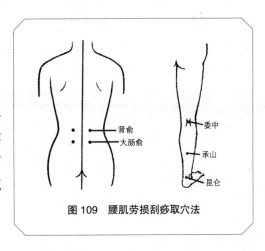

图 109　腰肌劳损刮痧取穴法

操作

取刮痧板，先刮拭腰部之肾俞、大肠俞，再刮拭下肢委中、承山，最后昆仑穴采用点揉法。施平补平泻手法，以出痧为度。隔日治疗1次。

注意事项

① 应注意休息。劳逸结合，不可过度劳累。
② 注意防寒保暖。
③ 纠正工作及生活中站、立、坐等不良姿势。
④ 适当进行腰背肌锻炼。

坐骨神经痛

坐骨神经痛，是指疼痛沿坐骨神经通路（腰部、臀部、大腿后侧、小腿后侧、足外侧）以放射性疼痛为主要特点的疾病，中医称之为"坐臀风""腿股风""腰腿痛""伤筋""痹症"等。其临床多表现为开始时先腰部酸痛，渐疼痛自腰部向一侧臀部及大腿后侧、小腿后侧及远端放射，呈烧灼样或刀割样疼痛，夜间尤甚，当咳嗽、喷嚏或用力排便时都会令疼痛加剧。《灵枢·经脉》曰："腰似折，髀不可以曲，腘如结，腨如裂……，腰、尻、腘、腨、脚皆痛。"

病因病机

中医学认为，其病因多由感受风寒湿之邪，或夜卧受凉，或涉水冒雨，或久居湿地，以致风寒湿邪流注经络，阻滞经脉，令气血运行不畅，不通则痛。《灵枢·周痹》曰："风湿寒气客于分肉之间，其痛随脉以上，随脉以下，不能左右。"《素问·举痛论》亦曰："寒气客于脉外侧脉寒，脉寒则缩蜷，缩蜷则脉绌急，绌急则外引小络，故卒然而痛。"

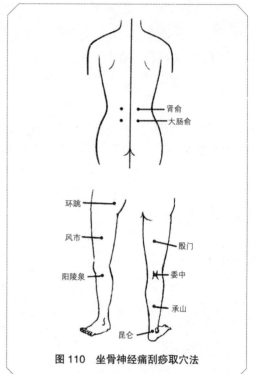

图 110　坐骨神经痛刮痧取穴法

治疗方法

疏经通络，行气止痛。

取穴　（图110）

肾俞、大肠俞、环跳、殷门、委中、承山、阳陵泉、昆仑、风市。

方解

肾俞、大肠俞、殷门、委中、承山、昆仑皆为膀胱经腧穴，且位于坐骨神经分布区域，故以上诸穴可疏泄足太阳之经气，通经络，止疼痛；环跳、风市、阳陵泉则为足少阳胆经腧穴，可疏导少阳经之经气；诸穴共同，可扶正祛邪。

操作

取刮痧板，先刮拭腰臀部之肾俞、大肠俞、环跳，再刮拭患肢之殷门、委中、承山，点揉昆仑，最后刮拭风市、阳陵泉。刮拭腰部腧穴可用补法，余穴用泻法或平补平泻，以出痧为度。每日或隔日治疗1次。

注意事项

① 劳逸结合，劳作时应采用正确姿势。

② 卧床应采用硬板床。

③ 注意腰部保暖，避风寒。

④ 腰部可采用束腰或宽腰带。

膝关节骨性关节炎

膝关节骨性关节炎，是膝关节疼痛最常见的原因之一，多由于膝关节退行性病变，并在关节边缘有骨赘形成而致本病，属于中医学"痹症"范畴。其临床多表现为膝关节酸痛、僵硬、甚至畸形，上下楼疼痛加重，喜暖喜热，劳累或天气变化后疼痛会加重，有时会关节肿胀，屈伸不利，甚至关节会有"喀喇"音，可同时伴有头晕腰酸、体倦乏力等。《针灸甲乙经》曰："胫苦气，痹膝不能屈伸，不可以行，……膝寒痹不仁，不可屈伸……。"

病因病机

中医学认为，其病因多为肝肾虚损，气血不足，肝不能养筋，肾不能充骨，则筋骨失于濡养；或卫外不固，风寒湿邪乘机侵袭，流注经络，阻滞气血运行，壅塞关节而成。《千金要方》曰："肾应骨，骨与肾合，以冬遇病为骨痹，骨痹不已复感于邪，内舍入肾……手足酸痛，不能久立，屈伸不利……。"

治疗方法

行气活血，通经止痛。

取穴 （图111）

内膝眼、外膝眼、委中、足三里、阳陵泉、梁丘。

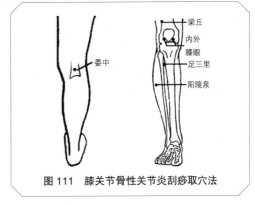

图 111　膝关节骨性关节炎刮痧取穴法

方解

内、外膝眼可以改善膝关节气血运行，濡养关节；委中为膀胱经合穴，可祛风通络；梁丘、足三里为足阳明经腧穴，二穴可宣通气血，祛除风湿；阳陵泉为胆经合穴，可通经活络，舒筋利节。

操作

取刮痧板，先刮拭下肢后侧委中、外侧阳陵泉、前侧梁丘，再刮拭内、外膝眼和足三里。刮拭以出痧为度。隔日治疗1次。

注意事项

① 避风寒，保护膝关节。
② 避免过度持物负重，防止膝关节出现意外。
③ 劳逸结合，适当参加体育锻炼。
④ 加强营养，适当补充维生素D及含钙量高的食物。

腓肠肌痉挛

腓肠肌痉挛，是以下肢腓肠肌产生痉挛性疼痛为特征的疾病，俗称为"转筋""小腿抽筋"。其临床多表现为小腿腓肠肌突然发生强直性痛性痉挛，多持续数十秒至数分钟，疼痛剧烈，但很快会缓解。一般多发生在夜晚或运动中，受寒或劳累后加重，得暖则缓；多同时伴有腰膝酸软，疲劳体乏。本病多发生在单侧下肢，或两侧交替出现。

病因病机

中医学认为，其病因多为劳累过度，或运动员运动量过大，而损伤筋脉，《素问·宣明五气篇》指出："久视伤血，久坐伤肉，久立伤骨，久行伤筋，是谓五劳所伤。"隋朝《诸病源候论》在谈六极时亦说："三日筋极，令人数转筋。"此外，风、寒、湿邪侵害机体，客居筋脉，令气血运行受阻，筋脉得不到气血濡养，亦会使然。《普济方》说："痹之为痛，寒多则痛……在脉则血凝而不流，在筋则屈而不伸……逢寒则急，逢热则纵，此皆所受邪而生也。"

治疗方法

散寒通络，和血荣筋。

取穴 （图112）

承山、承筋、阳陵泉、足三里。

方解

承山、承筋为足太阳经腧穴，二穴可祛湿，和血养筋；足三里为足阳明经之

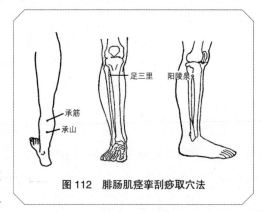

图112　腓肠肌痉挛刮痧取穴法

合穴，可补气血，养筋脉；阳陵泉为胆经合穴，又为筋会，故可舒筋活络，缓急止痛。

操作

取刮痧板，刮拭下肢后侧之承筋、承山，再刮拭外侧阳陵泉，最后刮拭足三里。刮拭施补法或平补平泻法，以出痧为度。

注意事项

1. 运动前要做好准备活动。
2. 注意保暖，防止寒冷刺激。
3. 下肢静脉曲张者，要积极治疗。

髌骨软化症

髌骨软化症，又称"髌骨软骨软化症"，是引起膝关节疼痛的常见病之一，属于中医学"膝痛""痹证"的范畴。其临床多表现为髌骨周围疼痛，或膝软，尤其是上下楼时疼痛加重，严重时不能下蹲，上下台阶皆感困难，少数可伴有膝关节肿胀。本病多见于青年女性。

病因病机

中医学认为，其病因多为禀赋不强，卫外不固，外感风寒湿邪，邪客经脉，阻遏气机，筋脉不通，关节失养；或脾肾虚弱，气血不足，筋脉不能濡养；或由跌仆损伤，气血瘀滞，脉络不通而致。《扁鹊心书》曰："痹痛走注疼痛，……足、膝拘挛。"《针灸甲乙经》亦曰："胫苦乏，痹膝不能屈伸，不可以行。"

治疗方法

行血活络，濡养筋骨。

取穴（图113）

阿是穴、鹤顶、内膝眼、外膝眼、阳陵泉、足三里、悬钟。

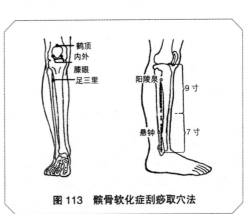

图113 髌骨软化症刮痧取穴法

方解

阿是穴（即髌骨）可以直达病所，活血养骨；鹤顶、膝眼均为经外奇穴，二穴又位于髌周，故可改善髌骨气血营养；足三里为足阳明经之合穴，可以补气血，养筋骨；阳陵泉为胆经腧穴，又为筋会，可疏筋利骨；悬钟为胆经腧穴，又为髓会，髓可生骨，故可舒筋利节，强筋壮骨。

操作

取刮痧板，先轻刮阿是穴，再依次点揉及刮拭鹤顶、内膝眼、外膝眼、足三里、阳陵泉、悬钟。施补法，以出痧为度。隔日治疗1次。

注意事项

❶ 避风寒，注意膝部保暖。
❷ 限制体力劳动和运动。
❸ 忌生冷、辛辣、酸咸等刺激食品。
❹ 可多吃骨头汤、鸡汤。

乳腺炎

乳腺炎，是指发生于乳房部位的急性炎症，中医称为"乳痈"，是以乳房出现红、肿为主症，甚则成脓，故名之。清代《医学心悟》曰："乳痈者，乳房肿痛，数日之外，焮肿而溃，稠浓涌出，脓尽而愈。"其临床多表现为初期乳房肿胀，触痛，抚之有肿块，表皮微红或不红，兼恶寒发热，头身痛，继则肿块变大、变破，红肿愈甚，疼痛加重，有高热，并有跳痛感，最后肿块破溃，脓出，或形成乳漏。本病多见于产后哺乳期。

病因病机

中医学认为，其病因多为情志不调，忧思恼怒，肝郁气结；或饮食不节，过食辛辣及肥甘厚味，湿热积聚，瘀阻经络；或乳头破裂，邪毒入侵或乳汁过多排出不尽，阻塞乳络，挤压结聚而成。

治疗方法

清热消肿，通络通乳。

(取穴) （图114）

肩井、膻中、乳根、期门、足三里。

(方解)

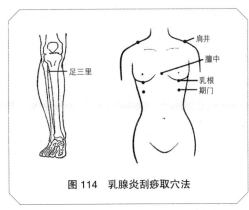

图114　乳腺炎刮痧取穴法

肩井为治乳痈之经验穴；膻中为任脉腧穴，又为气会，可宽胸理气，疏通胸部之经络气血；乳根为足阳明胃经腧穴，可消肿散结；期门为肝之募穴，可疏肝理气，化滞消肿；足三里可清胃降火，消阳明之积滞。

(操作)

取刮痧板，先刮拭肩部之肩井，再刮拭前胸部之膻中、乳根、期门，最后刮拭下肢足三里，以出痧为度。每日治疗1次。

注意事项

1. 保持乳房清洁。
2. 应保持良好的心态，忌忧思恼怒。
3. 哺乳时间不可太长，或次数太多。
4. 哺乳期不可让婴儿含乳头而睡。
5. 哺乳期应注意不可挤压乳房。
6. 不可吃辛辣油腻食物和烟酒。
7. 多吃水果和蔬菜。

乳腺增生

乳腺增生，又称为慢性纤维囊性乳腺病，中医称之为"乳核""乳癖""奶积"奶栗""乳中结核"等。其临床多表现为乳房表面无变化，在乳房内生有大小肿核，小如黄豆，大如梅李，边缘不清，但可渐大，触摸之可移动；一般月经前多有乳房胀痛，月经后减轻，严重者衣物等触及都可引起疼痛。此病一般多见于中青年女性。清代《医宗金鉴·外科心法要诀》记载："此证乳房结核坚硬，小者如梅，大者如李，按之不移，推之不动，时时隐痛，皮色如常。"

病因病机

中医学认为，其病因多为思虑过度，思则伤脾，脾虚则升降失司，痰浊内生；或因情志不遂，恚嗔恼怒，肝失疏泄，气机不畅；或痰气交阻，凝滞经脉，结聚成核。《疡科心得集》曰："乳中结核，形如丸卵，不疼痛，不发寒热，皮色不变，其核随喜怒为消长，此名乳癖。良由肝气不舒，郁积而成。"

治疗方法

疏肝理气，化痰散结。

取穴 （图115）

膻中、屋翳、乳根、天宗、肩井、丰隆、足临泣。

方解

膻中、乳根位于乳旁，膻中为气会，可宽胸理气，通络散瘀；乳根可清除壅滞，疏散结聚；屋翳可疏通乳房经气，散结化滞；肩井可疏肝胆之气，解郁通络；天宗为小肠经腧穴，其前所对应部即为乳房，故可理气活血，改善乳房血运；丰隆为胃经络穴，可除痰散结；足临泣为胆经腧穴，可疏利肝胆气机，消郁散结。

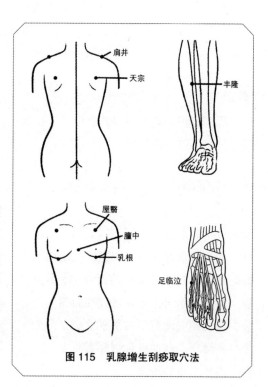

图115 乳腺增生刮痧取穴法

操作

取刮痧板，先刮拭肩部之肩井穴，背部之天宗穴，再刮拭胸部之膻中、屋翳、乳根，然后刮拭下肢丰隆穴，最后刮拭足部之足临泣。刮拭施泻法，以出痧为度。隔日治疗1次。

𝗔 注意事项

① 调节情志，保持乐观的心态。
② 生活要有规律，劳逸结合，保证睡眠时间。
③ 配合调理饮食，不宜多吃补品，宜多食水果和蔬菜，少食动物脂肪。
④ 不可滥用激素类药品。
⑤ 做好计划生育，减少人工流产。

痔疮

痔疮，是肛门血管扩张引起的病变，张仲景在《伤寒论》中称痔疮是"筋脉横解"。痔疮是常见多发病，俗称"十人九痔"。其临床多表现为大便时肛门疼痛出血；或肛门局部嫩红灼热，结节高突，拒按，疼痛剧烈，坐卧不宁；或肛门重坠，内痔脱出，排便困难，肛门不时瘙痒。

𝗔 病因病机

中医学认为，其病因多为饮食不节，嗜食肥甘辛辣及酒酪之品，以致湿从内生，蕴久为热，湿热风燥，聚于脉络，浊气郁血留结肛门，即可成痔。《外科正宗》曰："夫痔者，乃素积湿热，过食炙煿……又或酒色过度，肠胃受损，以致浊气瘀血流注肛门，俱能发痔。"或久坐久立，负重远行，劳倦胎产，长期便血均可使气血亏虚，中气下陷，血聚于肛门，发而为痔。

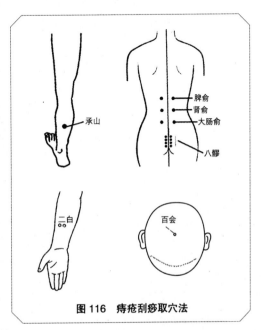

图 116　痔疮刮痧取穴法

𝗔 治疗方法

行气活血，清热祛湿。

取穴　（图116）

百会、脾俞、肾俞、大肠俞、八髎、承山、二白。

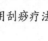

方解

百会为督脉腧穴，可督统人之阳气而治肠风下血；脾俞、肾俞、大肠俞分别为脾、肾、大肠之背俞穴，可益气、补肾、通腑；八髎可清湿热；承山可清肛肠湿热，消肿痛；二白为治疗痔疮之经验穴，《玉龙歌》曰："痔痛之疾也可憎，表里急重最难禁，或痛或痒或下血，二白穴在掌后寻。"

操作

取刮痧板，先刮拭百会，再刮拭背部之脾俞、肾俞、大肠俞、八髎，最后刮拭下肢承山和前肢二白穴；施泻法，以出痧为度。每日或隔日治疗1次。

👤 注意事项

1️⃣ 注意饮食结构，忌食辛辣、肥甘及酒酪。

2️⃣ 养成每日定时排便的习惯，保持大便顺通。

3️⃣ 久坐办公室的人，应适时活动。

4️⃣ 注意肛门卫生，最好每晚坐浴1次。

5️⃣ 经常练习提肛运动。